프로폴리스 면역혁명

프로폴리스 면역혁명

김희성 · 정년기 지음

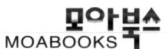

| 감수글 |

천연물질 프로폴리스에 대한 백과사전

웰빙의 시대를 넘어 인간 본연의 진정한 신체 기능을 되살려 건강을 회복하자는 움직임이 일고 있는 시대다. 이에 천연물질의 효능에 대한 대중의 관심은 물론이고 의학계에서도 화학약품의 갖가지 부작용이나 한계를 극복할 수 있는 대안으로서 대체의학에 대한 꾸준하고도 다각적인 연구가 활발히 이루어지고 있는 실정이다.

특히 서양의학계에서는 20세기 중반 이후부터 현재에 이르기까지 프로폴리스를 선두로 하는 천연물질 및 항생물질에 대한 연구와 임상보고들이 지속적으로 이어져오고 있다.

이에 〈프로폴리스 면역혁명〉은 최근 의학계와 대중의 관심분야 중 가장 뜨거운 쟁점으로 화제를 불러 모으고 있는 천연항생물질 프로폴리스에 대한 저자의 오랜 연구성과가 고스란히 반영됨은 물론이고 프로폴리스를 섭취하고자 하는 이용자가 가장 목말라하는 정확한 정보들을 상세

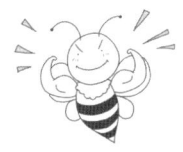

히 안내해주고 있는 누구에게나 일독을 권할 만한 책이다.

　최근 면역력의 중요성에 대한 국민적인 각성을 촉구한 메르스 사태를 겪은 후 왜 천연항생물질에 대해 제대로 알아야만 하는가에 대해 누구나 절감하지 않을 수 없었을 것이다. 또한 왜 면역력과 항생능력이 미래사회에서 더더욱 중요한 보건의 안건이 되고 있는가에 대해서도 남녀노소 누구나 기본지식으로 알고 있어야 할 것이다.

　이 책 〈프로폴리스 면역혁명〉은 인류 역사와 함께 해온 프로폴리스에 대한 기본지식뿐 아니라 수십 년 동안 전 세계 각국에서 실제로 이루어져온 가장 대표적이고 중요한 의학적 연구결과들을 일반인들도 쉽게 이해할 수 있도록 적절히 정리한 과학적 근거와 신빙성이 높은 전문서적이라 할 수 있다. 또한, 자신과 가족의 건강에 대한 관심이 있는 누구라도 편안히 읽을 수 있도록 친절하고 정교하게 서술되어 있어 모든 독자들에게 꼭 필요한 프로폴리스 건강정보를 제공할 수 있을 것이다.

이동배
(전) 충남대학교 의과대학 예방의학과 교수(의학박사)
(현) 충남대학교 의학전문 대학원 명예교수
(현) 대한산업보건협회 대전충남지부 지부장

| 머리말 |

자연이 준 최고의 선물 프로폴리스

"꿀벌이 다른 생물보다 존중되는 것은 단지 부지런하기 때문이 아니고 다른 자들을 위해서 일하기 때문이다." (R.M.크리소스톰)

자연계 최고의 물질 프로폴리스!

프로폴리스는 본디 식물이 자신의 잎, 꽃, 열매 및 새싹을 보호하기 위해 분비하는 항균성, 방수성, 절연성을 가진 수지화합물인 나무진을 벌들이 채취하여 벌들 자신의 타액과 혼합, 벌집의 보수와 외적으로부터의 보호, 벌집 내부 소독살균, 병원균의 번식과 부패 방지, 그리고 유충의 산란과 성장을 돕기 위한 목적으로 이용하던 물질이다.

프로폴리스는 고대부터 인류와 함께 해온 신비의 물질이다. 수천 년 전부터 인류는 프로폴리스를 약품과 비약품 등 다양한 목적으로 이용하였다.

나무의 수지 등을 채취하여 벌 자신들의 생존을 위해 사용되던 물질인 프로폴리스는 한편으로는 벌들이 우리 인간에게 선물하는 천연항생물질이다. 프로폴리스의 그 놀라운 효능은 누구나 한 번 사용해보면 더 이상 부차적인 설명을 할 필요가 없을 정도로 현대사회에서 각광을 받고 있다.

그러나 지금까지 알려진 것보다는 아직도 알려지지 않은 의학적, 전문적 정보들이 너무나도 많다. 그래서 프로폴리스 본래의 효능과 효과에 대한 정확한 정보 없이 그저 상술에 의해 마치 만병통치약인 것처럼 대중에게 잘못 알려지는 것은 오히려 프로폴리스에 대한 오해와 오용을 낳을 수 있어 우려가 된다.

유럽과 서양에서 일찍이 각광받던 프로폴리스는 불과 1990년대만 하더라도 우리나라에서는 일반인에게 거의 알려져 있지 않았을 뿐만 아니라 양봉가들조차 그다지 중시하지 않고 관리가 귀찮다는 이유로 버리던 물질이었다.

반면 외국에서는 고대로부터 약용으로 사용되었던 기록이 남아있으며 특히 동구권에서는 의약으로써 널리 활용하며 정교하고 다양한 의학연구 및 실험을 거듭하였다. 또한 이미 브라질, 호주, 일본 등의 국가에서는 건강식품으로 활발한 시장을 형성하고 있었다.

농물 질병을 예방, 치료하는 수의사이던 필자는 1990년대 초 직무상 양봉 질병지도 사업을 맡게 되면서 이때부터 근교 양봉장을 자주 방문하여 현장 체험을 하면서 벌의 사양과 영양, 생리와 해부, 질병, 민간요법 등을 비롯하여 벌과 양봉에 관한 많은 지식을 습득할 수 있었다. 충남대학교 대학원에서 보건학 박사과정을 수학하고 있던 차에 프로폴리스를 알게 되고 얼마 후에는 양봉장을 운영하며 프로폴리스 제조업체를 운영하고 있는 공저자 김희성 대표를 만나게 되었다.

그동안의 양봉 경험으로 볼 때 프로폴리스에 혈당강하 효과가 있는 것이 분명한데 그 작용기전을 잘 모르겠으니 연구를 해보지 않겠느냐는 제안과 함께 아낌없이 국내산 프로폴리스 원료를 제공하여 준 계기로 '프로폴리스가 당뇨병에 미치는 영향'을 밝히고자 연구와 실험을 하게 되었다. 그 결과는 놀라웠다. 프로폴리스에 혈당조절 개선효과 뿐만 아니라 인슐린을 분비하는 췌장 내의 이자섬 내 베타세포의 증식에 의한 치료적 효과가 있음을 밝혀내게 된 것이다.

이를 계기로 목포대학교, 충남대 의과대학, 동신대 한의대학, 조선대 치과대학, 한국식품연구원, 전북대병원 건강기능식품 임상시험센터 등과 산학연을 통해 프로폴리스를 이용한 다양한 기술개발을 가보팜스와 공동연구하여 프로폴리스 관련 5개의 특허등록을 하게 되었으며 전북대병원 건강기능식품 임상시험센터에서 혈당저하에 대한 임상시험도 성공하게 되었다. 상기의 연구결과를 토대로 2005년 12월 12일 나주시 문화예술회관에서 대체의학 국제심포지엄(프로폴리스의 약리적 효능 및 동물실험)을 업계 최초로 500여명의 관계자를 모시고 개최하였다.

(주)가보팜스 주최, 한국 양봉협회 주관, 나주시, 전라남도 후원으로 성공적으로 개최하여 MBC, KBS, KBC, 지방신문사 등 언론 매체를 통해 프로폴리스의 효능을 널리 알림으로서 양봉업계 발전에 크게 도모하였다. 발표자로 브라질 컴피니스대학 박영근 교수, 동신대 한의대 정

종길 교수, 한국 식품연구원 차환수 박사, 일본 모리카와건강당 나까야마 야스히로, 대전보건환경연구원 정년기 과장 등이 나섰다. 한국양봉협회, 나주시, 전라남도 관계자 분들에게 이 자리를 빌어서 심심한 감사를 표하는 바이다.

오늘날 건강과 웰빙에 대한 관심은 그 어느 때보다도 높아졌다. 그러나 건강에 대한 높은 관심과 반대로 현대의약에 대한 문제점이 사회 전반에 걸쳐 알려지고 인식되면서 화학적 약제나 항생제가 아닌 자연의약으로서 각종 건강식품들이 각광을 받게 되었다.

그러한 건강식품 중 다른 그 어느 것보다도 압도적인 우수성을 지니고 있는 프로폴리스에 대해 필자들은 오랜 세월의 경험과 연구를 통해 공감하여 왔다. 프로폴리스의 효용 가치를 확고히 알게 됨에 따라 그동안 수집한 프로폴리스 관련 자료와 문헌을 다시 한 번 면밀히 검토하였다.

그 과정에서 프로폴리스에 대한 일반 상식과 구전, 민간요법, 개인적인 치료사례도 물론 중요하겠지만 연구자의 입장에서 동물실험 또는 인체 임상시험 등을 통해 의학적, 과학적으로 입증된 방대한 자료와 문헌을 근거로 하여 프로폴리스의 효과와 효능을 좀 더 정확히 알리고자 하는 필요성을 느끼게 되었다. 그리하여 저자 및 공저자와 함께 기존의 다양한 연구자료 및 문헌을 참조하여 프로폴리스의 효과와 효능에 대해 효과별, 질병별로 분류하고 체계적으로 편집 및 재구성을 하였다.

이 책에 소개된 다양한 연구사례들은 20세기부터 현재까지 외국의 대학과 병원 및 연구실에서 수십 년간 시행하여 온 프로폴리스 실험 및 시험 사례들로서 프로폴리스에 대한 전 세계 연구자들의 끊임없는 관심과 전문성을 보여준다. 이러한 내용들을 소개함으로써 프로폴리스의 장점에 대한 과학적 근거를 일반 독자에게도 필수 정보로써 알리고자 하였다.

프로폴리스가 왜 우리 몸의 면역력 증진과 건강 향상에 이로운지에 대하여 막연히 만병통치약이라고 주장하는 데서 그치지 않고 어떤 질병에 어떤 효과가 있는 것으로 밝혀졌는지를 소개함으로써, 내 몸에 맞게 어떻게 활용할 수 있을지를 제시한 것이 이 책의 차별점이라 하겠다. 또한 다양한 정보에 대한 의학적, 과학적 정확성을 최대한 살리되 일반 독자들을 위하여 적절히 선별하고 풀어서 서술하였음을 밝힌다.

이 책이 완성되기까지 기여를 해주신 충남대학교 의과대학 이동배 교수, 조영채 교수, 그리고 대전보건환경연구원 동물위생연구부 직장 동료들에게도 감사의 말씀을 올린다.

김희성 · 정년기

목 차

감수글
천연물질 프로폴리스에 대한 백과사전 • 8

머리말
자연이 준 최고의 선물 프로폴리스 • 10

1장   도대체 면역력이 뭐길래?

1. 왜 프로폴리스에 주목할까? • 20
2. 인체의 면역 메커니즘과 프로폴리스의 상호작용 • 26
   [이거 알아요?] 우리 몸의 면역시스템 중 '사이토카인' 이란? • 31
3. 새롭게 주목받는 면역력의 비밀 • 33
   [아하! 그렇구나!] 면역 전문가들의 면역력 높이기 요령 Best 8 • 38
4. 자연적 섭생과 천연물질료 • 42
5. 질병의 원인인 '염증' 의 치유, 프로폴리스에서 찾다 • 48

2장 프로폴리스란 무엇인가?

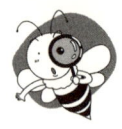

1. 프로폴리스, 어떻게 생겼을까? • 54
   [이거 알아요?] 프로폴리스의 어원 • 56
2. 벌은 프로폴리스를 어디서 채취할까? : 기원식물에 대하여 • 57
   ① 아까시나무 ② 소나무 ③ 전나무 ④ 가문비나무 ⑤ 포플러나무 ⑥ 오리나무 ⑦ 버드나무
   ⑧ 마로니에 ⑨ 자작나무 ⑩ 떡갈나무 ⑪ 옻나무 ⑫ 유칼립투스
3. 프로폴리스에는 무엇이 들어있을까? • 69
   [아하! 그렇구나!] 프로폴리스는 벌집에서 무슨 역할을 할까요? • 73
4. 인류의 문명과 함께 한 프로폴리스 • 75
5. 프로폴리스, 현대의학과 만나다 • 79

3장 프로폴리스의 주요 약리작용

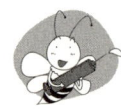

1. 프로폴리스에서 발견한 건강의 열쇠 • 86
   [아하! 그렇구나!] 프로폴리스에 들어있는 바이오플라보노이드의 효능 • 89
2. 프로폴리스의 대표적인 효과 Best 10 • 91
   ① 마취, 진통 ② 항알러지 ③ 항세균 ④ 항곰팡이 ⑤ 항염증 ⑥ 항방사선 ⑦ 항산화
   ⑧ 보존성과 방부성 ⑨ 항암 ⑩ 항바이러스와 면역
   [이거 알아요?] 프로폴리스와 유해산소 • 102
   [이거 알아요?] 프로폴리스 섭취자들의 생각은 어떨까? • 103
   [이거 알아요?] 프로폴리스가 생체기능에 미치는 다양한 영향은? • 107

4장 사례로 살펴보는 프로폴리스의 질병 치료

1. 소화기계 질환 : 위염, 위궤양, 대장암 • 110
2. 호흡기계 질환 : 기관지천식, 기관지염, 인플루엔자, 기침과 감기 • 113
3. 심혈관 질환 : 고혈압 • 117
4. 내분비와 대사성 질환 : 당뇨병 • 118
5. 전염성 질환 : 천연두, 결핵 • 129
6. 기생충 질환 • 131
7. 여성들의 질환 : 생리통, 대하증, 자궁경부암, 자궁내 염증 • 132
8. 외과 질환 : 욕창, 감염, 화상 • 1384
9. 정형외과 질환 : 류머티즘 관절염, 뼈 재생, 요통 • 137
10. 피부과 질환 : 습진, 건선, 아토피, 바이러스성 피부 질환 • 139
11. 비뇨기과 질환 : 요로감염, 전립선염 • 142
12. 안과 질환 • 144
13. 이비인후과 질환 : 인두염, 청력문제 • 145
14. 치과 질환 • 147
15. 면역 질환 : 면역, 고초열, 방사선 피폭 • 149

5장 프로폴리스 일상에서 어떻게 활용할까?

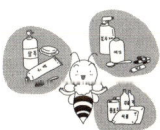

1. 프로폴리스 건강기능식품 & 비의약제품으로 활용 • 154
   - 건강기능식품 : 캡슐, 액상, 시럽, 정제, 껌, 분무제, 크림, 연고, 치약, 샴푸, 비누, 미용 화장품 등
     • 154

- 비의약제품 : 광택제, 기호품, 주류, 음료와 식품 등 • 158

[이거 알아요?] 프로폴리스는 식품인가, 약인가? • 160

[아하! 그렇구나!] 프로폴리스, 이것이 궁금하다! Q&A • 162

2. 부작용은 없을까? • 164

① 프로폴리스의 호전반응   ② 프로폴리스의 부작용   ③ 프로폴리스의 독성

[이거 알아요?] 동물 치료에도 활용되는 프로폴리스 • 175

6장   프로폴리스 생산현장

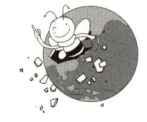

1. 자연의약 시장을 강타한 프로폴리스 • 182

[아하! 그렇구나!] 유럽에서 프로폴리스 시장을 개척한 회사는? • 185

2. 프로폴리스 이렇게 생산된다 • 188

① 채취하기   ② 추출과 정제하기

3. 소비자가 꼭 알아야 할 것은? • 198

[아하! 그렇구나!] 상식으로 알아둬야 할 건강보조식품 표준규정 • 200

[이거 알아요?] 해외의 프로폴리스의 표준 설정 • 202

[이거 알아요?] 일본의 거대한 프로폴리스 시장 현황 • 205

4. 내 몸에 꼭 맞는 맞춤형 프로폴리스 만들기 • 206

① 팅크제   ② 분무제   ③ 벌꿀복합제   ④ 프로폴리스+벌꿀   ⑤ 바셀린연고   ⑥ 연고
⑦ 크림   ⑧ 페이스 마스크와 마사지오일   ⑨ 정제(알약)   ⑩ 치약   ⑪ 반죽   ⑫ 선탠로션
⑬ 모발관리제

[부록] 건강기능식품공전 • 221

[참고문헌] • 230

제1장

도대체 면역력이 뭐길래?

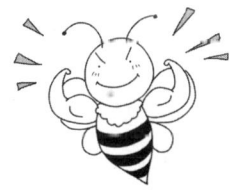

왜 프로폴리스에
주목할까?

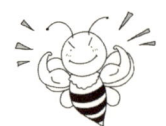

　벌이 만든 천연물질인 프로폴리스는 우리나라에서는 최근 들어 건강식품으로 인기를 끌고 있지만, 이미 20세기 중반 이후부터 동유럽에서부터 시작해 점차 서구권 전반에 걸쳐 과학계와 의학계의 가장 뜨거운 관심을 받아온 물질이었다.
　왜 과학자와 연구자들은 프로폴리스를 현대인의 질병 치료 및 건강의 열쇠로 주목하며 수십 년 전부터 지금까지 활발히 임상 연구를 계속하고 있는 것일까?
　이는 현대인을 위협하고 있는 수많은 만성 질병과 중증 질환, 끊임없이 새로운 변종으로 출현하고 있는 신종 바이러스 등을 물리치는 데 있어서 20세기에 발명한 인공 합성 약제만으로는 명백한 한계가 있음을 발견했기 때문이다.

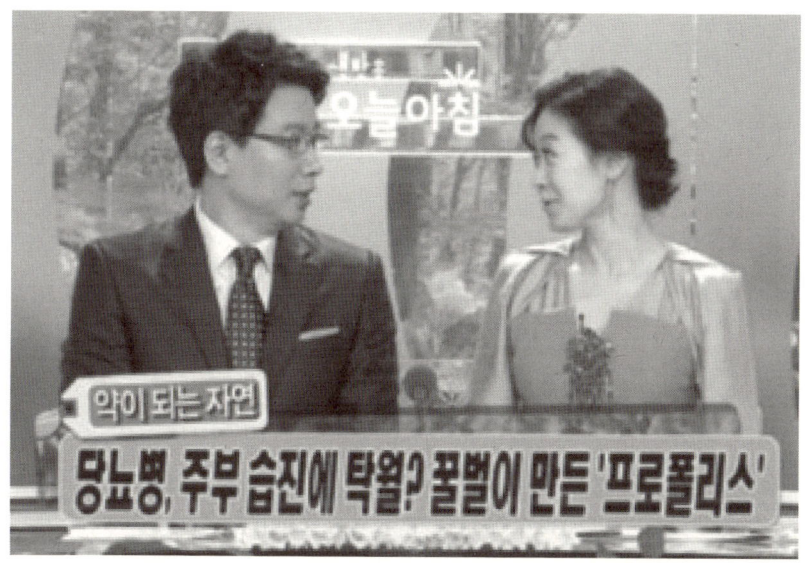

〈출처: MBC 오늘아침〉

 나아가 특정 증상을 억제하고 일시적으로 해소시키는 것에서 벗어나 사람의 몸이 가장 자연에 가까운 상태로 돌아가 본연의 기능을 회복하도록 하는 것에서 치유와 치료, 예방의 핵심이 있음을 인정하게 되었기 때문이다.
 과학자와 전문가들이 인정하는 프로폴리스의 장점과 그 이유로는 대개 다음과 같은 것들이 꼽히고 있다.

첫째, 면역력 증진에 강력한 효과를 보이기 때문이다.

21세기의 질병 치유에서 가장 주목하는 것은 면역력과 자연치유력이다. 이를 위해 대체의학과 자연물질, 천연물질에서 얻은 약제나 건강식품에 대한 관심과 연구가 활발히 지속되고 있는데, 그중 대표적인 물질이 프로폴리스이다. 프로폴리스의 경우 유해 세균이나 바이러스를 퇴치하여 세포 면역기능을 높이고 세포조직 본연의 기능을 정상화시켜 면역력을 증진시키는 강력한 효과를 보이는 물질이다.

둘째, 탁월한 항염증, 항세균 기능 때문이다.

프로폴리스의 항염증, 항균, 항생 효과는 기존의 수많은 임상시험 결과와 치료 사례를 통하여 익히 알려졌다. 프로폴리스는 감염 및 상처, 염증 치료에 있어서 기존의 합성 화학약제 못지않거나 혹은 그 이상의 효과를 나타내며, 천연의 아스피린 혹은 페니실린이라 불릴 정도로 통증 감소 기능도 가지고 있다. 프로폴리스의 마취력은 코카인보다 커서 통증 감소 기능이 탁월하다. 예를 들어 치통에 프로폴리스 액상을 몇 방울 떨어뜨리면 금방 통증이 가시게 되는데 이는 통증이 치료되는 것이 아니고 마취가 되어서 통증이 사라지는 것이다.

셋째, 부작용이 거의 없는 천연항생물질로서 항산화 작용이 강력하기 때문이다.

프로폴리스는 벌이 식물에서 직접 채취한 수지에 타액과 효소를 섞어 만든 물질로서, 벌집의 입구와 틈새에 발라져 세균번식을 막고 외부 침입자를 방어하며 알과 유충을 보호하는 등 다양한 역할을 하는 천연물질이다.

프로폴리스의 이 같은 신비한 기능만큼이나 중시되는 것은 그동안의 무수한 임상사례를 통틀어 염증 등 질병 치료에 있어서 치료기능 이외에는 부작용이 거의 없고 약품 의존성과 내성이 없다는 점이다. 이는 현대에 와서 발명된 성능 좋은 각종 항생제와 소염제, 스테로이드제가 수많은 부작용 및 내성을 가지고 있는 것과는 대조적이다.

넷째, 인류문명발달사와 함께한 물질이기 때문이다.

프로폴리스는 기원전 수백 년 전부터 고대 이집트에서 문헌에도 기록될 정도로 보편적인 치료제로 알려져 있었고, 동유럽에서는 치료제와 소염제로 활용되었으며, 항상 전쟁이 잦았던 고대와 근대 유럽의 군대에서 상처 및 염증 치료제로서 필수 상비약이나 마찬가지였다. 우리나라의 동의보감과 본초강목에서도 말벌집인 노봉방을 간질, 중풍, 종기, 통증, 염증, 치과질환 치료제로 소개하였다.

이처럼 프로폴리스는 인류의 문명발달 역사와 함께한 유서 깊은 물질이라 할 수 있다. 1960년대 이후 구소련과 동유럽을 필두로 하여 선 세계 각국에서 프로폴리스에 대한 연구를 지속해온 것도 프로폴리스의 기나긴 역사와 연결선상에 있다 하겠다.

필자는 1990년대 봄 이동양봉업을 하면서 해남 땅끝마을에 유채꽃이 많아서 꿀벌을 이동시켰다. 꿀을 채밀하는 과정에 봉개한 꿀방을 밀도로 자르면 약간의 꿀이 묻은 밀랍이 남게 되는데, 꿀이 아닌 이 밀랍을 필요로 하는 사람들이 있었다. 사용처를 물으니 소주에 담았다 몇 달 후 먹으면 신경통에 좋다는 것이었다. 이는 밀랍에 있는 미량의 프로폴리스 때문임을 나중에 알게 되었다. 프로폴리스를 소주에 침출해서 먹는 민간요법이었던 것이다. 그 외에도 한의원에서 프로폴리스 함유 고약을 오래 전부터 사용하는 등 우리나라에서도 프로폴리스 활용이 민간요법으로 사용하였던 것이다.

다섯째, 안정성이 보장되어있기 때문이다.

프로폴리스의 수천 년 역사와 현대 과학계에서의 실험 및 임상결과들이 하나같이 보장하는 것은 바로 약제로서의 프로폴리스의 안정성이다. 프로폴리스가 가진 고유의 효능, 즉 항염증, 항산화, 항암, 항바이러스, 항균 및 재생력, 면역력 강화, 신진대사 활성화 등의 폭넓은 치유 기능 외에 인체에 유해한 독성은 발견되지 않았다. 이는 인간이 발명한 기존의 화학적 약제와 가장 차별화되는 부분이라 할 수 있다. 그런 까닭에 프로폴리스는 치료약으로뿐만 아니라 생활 속에서 누구나 섭취 및 이용할 수 있는 건강기능식품 및 생활제품으로서 뛰어난 활용성과 잠재력을 지닌 것으로 인정받고 있다.

한 가지 주의할 것은 프로폴리스 액상 섭취 시에 알레르기를 필자가 직접 경험해 본 일이 있다. 벌들이 자연에서 옻나무 등 여러 가지 식물의 진액을 긁어모아오기 때문에 사람에 따라서 극히 소수이지만 알레르기가 생기는 수가 있다. 특히 목이나 입술 등 살결이 연한 부위는 심하게 부어오를 수도 있다. 그래서 알레르기 반응검사를 위해 가장 부드러운 부위에 소량 떨어뜨려 보거나 상처 난 곳에 미량을 시험해보고 사용하는 것이 좋다. 프로폴리스 알레르기가 있는 경우 캡슐이나 정제를 장기섭취한 후 면역력이 생기면 프로폴리스 액상을 섭취해도 된다.

2

인체의 면역 메커니즘과
프로폴리스의 상호작용

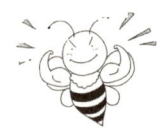

최근 면역력이라는 단어는 한국사회의 화두와도 같이 주목받은 바 있다. 2015년 대한민국을 강타한 '메르스 사태'로 인하여 새로운 감염병에 대한 전 국민의 공포 및 국가 질병통제 시스템에 대한 불신과 더불어 개개인의 면역력이야말로 앞으로 일어날 사태에 대비할 수 있는 유일한 열쇠라는 인식이 확산되었기 때문이다.

왜 현대인과 현대의학은 면역력에 주목하는가?

바이러스의 한 종류인 메르스의 경우에도 전염 초기에 당국에서 질병통제를 얼마나 철저하게 했느냐 하는 사회적 이슈 못지않게 사람들의 주목을 받은 것이 바로 면역력에 관한 것이었다. 평소 건강하고 면역력이 강할수록 발병 확률이 줄고, 바이러스에 노출되어 병에 걸리더라도 개개인의 면역력 여부에 따라 회복력과 치유력이 달라지기 때문이다.

기존에 없었던 새로운 종류의 신종 바이러스와 감염병이 앞으로 끊임없이 창궐할 것으로 예상되고 있기 때문에 면역력은 더더욱 건강의 화두가 되고 있다.

면역력은 인체에서 우리 자신도 모르는 사이에 놀라울 정도로 정교하고 신비롭게 이뤄지는 고도의 시스템과도 같다.

우리 몸에 세균이나 바이러스의 예를 들어 감기 바이러스나 메르스 바이러스 같은 침입자가 침입하면 인체 세포를 공격하여 영양분을 빼앗고 다양한 기관의 기능을 저해하고 손상시켜 심할 경우 죽음에 이르게 한다.

그러나 이때 인체는 면역 시스템을 가동시킨다. 제일 먼저 백혈구 세포가 외부 침입자의 침략을 인지하고 침입을 저지하며 백혈구의 다양한 면역세포(대식세포, T세포, B세포 등)이 나서서 침입자를 공격하며 처리하는 것이다.

기존의 다양한 의학적 연구결과에 의하면 다양한 종류의 면역력 향상에 있어서 프로폴리스가 유의미한 역할을 하였음을 증명하였다. 노화나 염증에 대해 프로폴리스가 세포 면역효과를 나타냈으며, 암, 기형, 종양, 면역억제 등을 발생시키는 물질 억제효과가 있었다. 또한 악성종양이나 병원균의 작용을 강하게 억제하여 면역효과에 기여했다는 광범위한 연구자료가 있다.

면역력이 떨어지면 감염질환과 내부질환에 잘 걸리는 이유

　세포 단위의 방어 체계가 매우 정교하게 우리 몸을 지키게 되는데 이 시스템의 방어능력이 바로 면역력이라고 할 수 있다. 이때 혈액 속에서 몸속 구석구석 전체를 순환하면서 외부 침략자를 저지하고 싸우는 역할을 하는 주인공이 바로 백혈구로서, 백혈구는 면역세포인 대식세포와 과립구, 림프구 등을 통하여 우리 몸이 질병에 감염되는 것을 최대한 막고 인체가 정상화되도록 작용한다. 그렇기 때문에 흔히 면역력은 백혈구의 기능에 좌우된다고 표현하는 것이다.

　그런데 이 백혈구 기능이 정상적으로 작동하지 않을 때, 즉 세포 단위에서 작동되어야 할 뭔가가 제 기능을 발휘하지 않을 때 바이러스 등 외부 침입자의 공격에 효과적으로 대응할 수 없게 되어 병에 걸리게 되며 이러한 상태를 면역력이 약화되어있는 상태라고 본다.

　면역력이 약화되어 있는 상태에서는 생활 속에서 무수히 접할 수밖에 없는 수많은 세균과 바이러스의 공격에 대해 취약해질 수밖에 없다. 그래서 사람들이 많은 장소에 갔을 때 혹은 병원 응급실이나 병실처럼 바이러스가 많은 장소에 갔을 때 건강한 사람은 멀쩡하지만 면역력이 약한 사람은 금세 감기에 걸리거나 세균에 감염되어 각종 질환에 걸린다.

백혈구와 자율신경 기능의 저하

그렇다면 왜 면역력이 약해지는 것일까?

그 원인에는 여러가지가 있지만 현대인의 면역력 약화 혹은 면역시스템의 이상 징후에는 환경적인 요인이 큰 원인으로 꼽히고 있다. 공기나 물의 오염, 잘못된 식습관, 화학적으로 만든 인공 약물과 약제의 남용으로 인한 내성, 중금속과 전자파, 그리고 과도한 정신적 스트레스도 면역력 약화의 원인으로 꼽는다.

이러한 다양한 요인들이 복합적으로 작용하여 우리 몸의 백혈구 작용을 저하시킬 뿐만 아니라 내분비계를 교란시켜 자율신경 기능을 망가뜨리기도 한다. 세포의 기능을 조절하는 것이 자율신경인데 자율신경의 두 종류 즉 교감신경과 부교감신경이 본래의 균형을 잃고 특히 교감신경이 과도하게 우세해지고 부교감신경이 약해질 경우 각종 질병의 원인이 된다. 교감신경이 과잉 작용하면 몸속 활성산소가 많아지는데 이 활성산소가 암이나 염증, 감염의 원인을 제공한다. 반대로 부교감신경은 백혈구의 하나인 림프구를 활성화시킴으로써 바이러스 같은 외부 침략에 대한 방어력을 강하게 만들게 된다.

임상결과로 드러난 프로폴리스와 면역력의 놀라운 상관관계

현대인들은 대부분 부교감신경보다 교감신경이 과도하게 작동되는 생활을 하고 있기 때문에 면역력이 약화되고 새로운 종류의 질병, 그리고 암이나 당뇨병 같은 질병들에 나날이 취약해지고 있다. 그래서 최근의 의학 전문가들은 교감신경보다 부교감신경이 조금 더 우위에 있도록 건강을 관리해야 할 필요성에 대하여 역설하고 있다.

이 모든 것이 결국은 면역력이라는 화두로 집중되고 있으며, 이는 20세기 현대의학의 발달사에서 놓쳤던 부분들, 즉 인체의 본래의 기능으로의 회귀와 인공적 약물이나 치료법이 아닌 자연적인 치유와 생활에 대한 관심으로 이어지고 있다.

인류의 역사와 함께한 프로폴리스의 놀라운 효능 중 현대인이 가장 절실하게 필요로 하는 부분은 바로 프로폴리스의 면역 효과라고 일컬어지고 있다. 이는 이 책의 다음 장부터 제시할 20세기 이후의 수많은 임상실험 결과, 즉 프로폴리스가 인체 면역력 향상에 어떤 영향을 끼쳤는지에 대한 다양한 연구결과를 통해서도 구체적으로 증명해 보일 것이다.

실제로 프로폴리스에는 백혈구의 항바이러스 능력 자체를 높여주는 성분이 들어있다. 뿐만 아니라 질병의 원인이 되는 각종 염증을 일으키는 유해산소 혹은 활성산소를 줄여주는 작용을 하는 것으로 드러났.

의학적인 견지에서 면역력이란 우리 몸을 공격하는 수많은 세균, 바이러스 및 침입자로부터 스스로 인체 건강을 지켜낼 수 있는 자연 그대로의 힘이다. 이에 프로폴리스는 '어떻게 하면 면역력을 높일 수 있을 것인가'에 대한 해답의 열쇠와도 같다. 서구의학과 과학계에서 끊임없이 프로폴리스를 연구하는 것은 이 때문이다. 인체의 면역력을 정상적으로 작동시킬 수 있도록 돕고 외부 오염물질 및 다양한 종류의 질병을 방어할 수 있는 힘을 프로폴리스에서 찾을 수 있다.

[이거 알아요?]

우리 몸의 면역시스템 중 '사이토카인' 이란?

사이토카인(cytokine)이란 일종의 면역물질로서, 인체의 복잡한 면역체계 중에서 면역에 필요한 정보를 전달하는 단백질을 가리킨다.
바이러스나 병균이 침투했을 때 사이토카인은 면역세포인 대식세포와 림프구, 혹은 림프구 사이를 돌아다니면서 정보를 전달한다. 이 정보 전달로 인하여 인체에서 다양한 반응이 일어나게 되는데, 예를 들어 감기나 독감에 걸렸을 때 열이 나거나 특정 기관에 염증이 생기거나 통증이 심해지거나 붓는 등의 현상이 나타나는 것도 사이토카인이라는 물질이 면역반응을 보일 때 나타나는 현상이다. 또한 암세포를 직접 파괴하기도 한다.

사이토카인 폭풍(cytokine storm)이란?

사이토카인은 다양한 염증 반응과 관련이 있기 때문에 우리 몸의 면역시스템에 없어서는 안 될 존재이다. 그러나 지나친 면역으로 인해 오히려 인체에 해를 끼치기도 하는데 이를 사이토카인 폭풍이라 일컫는다.
예를 들어 독감 바이러스가 유행했을 때 사망률이 높은 원인 중 하나가 사이토카인 폭풍, 즉 사이토카인이 과다하게 분비됨으로써 염증이 심해진 것이었다. 외부

로부터 침투한 바이러스에 대항하기 위해 면역시스템이 작동해야 하는데 이 면역반응이 과도해진 나머지 정상세포들도 변형이 야기되어 감염이 심해지고 신체 조직이 파괴되는 것이다. 지난 메르스 바이러스 유행 당시에도 신체 건강한 젊은 사람들의 감염 및 사망 원인 중 하나로 사이토카인 폭풍이 언급된 바 있었다. 사이토카인 폭풍으로 인한 사망률 증가는 과거 스페인 독감, 조류독감, 에볼라 바이러스 유행 당시에도 발생한 현상 중 하나였다. 신체 면역체계의 과민반응으로 인한 2차적 피해라고 할 수 있다.

새롭게 주목받는
면역력의 비밀

만성적인 염증, 각종 암, 관절염, 당뇨병, 각종 알레르기 질환, 대사증후군, 심혈관 질환······. 이러한 질병들이 자꾸 발현될 때 '면역력이 떨어졌다'라는 표현을 하게 된다.

도대체 면역력이란 무엇일까?

왜 전문가뿐만 아니라 일반인도 면역력에 이토록 관심을 갖고 있는 것일까?

면역력이 무엇인가 하는 것은 다음 질문들과도 일맥상통할 것이다.

왜 고령의 노약자뿐만이 아니라 겉으로 멀쩡해 보이던 젊은 성인도 갑작스레 질병에 걸릴 수 있는 것일까?

특정 전염병이 유행하는 상황에서 왜 누구는 그 병에 감염되고 누구는 멀쩡할 수 있는 것일까?

왜 면역력이 자꾸 떨어질까?

일반적으로 면역력은 20대 이후 노화가 진행됨에 따라 인체의 면역세포의 숫자 자체가 줄어들면서 조금씩 저하되게 마련이다. 그러나 현대인의 경우 자연스러운 저하가 아닌 비정상적인 기능저하 및 이로 인한 인체 시스템 교란이 문제가 된다.

면역력을 떨어뜨리는 주된 요인 중 하나로 흔히 꼽히는 것이 바로 만성적으로 지속되는 과도한 스트레스이다. 적당한 긴장과 스트레스는 오히려 육체에 활력을 주고 백혈구 수치를 증가시켜 면역력을 높이는 데도 도움을 주지만, 대부분의 현대인이 겪고 있는 과도하고 장기적인 스트레스는 각종 대사기능 이상을 불러일으킬뿐더러 호르몬 분비에 교란작용을 일으킨다.

스트레스 호르몬 농도가 높아지고 백혈구 수치가 줄어들면서 백혈구가 관장하는 면역시스템이 제대로 기능하지 못하여 면역력도 떨어지는 것이다. 스트레스가 심할 때 분비되는 호르몬인 스테로이드 호르몬이 너무 지나칠 경우에도 면역력이 떨어진다.

어떻게 프로폴리스에서 면역력의 비밀을 발견했을까?

맨 처음 프로폴리스의 놀라운 기능이 사람들의 관심을 끌게 된 데에는 벌집 내부의 믿을 수 없는 무균상태 때문이었다.

수많은 벌이 서식하는 벌통 내부에는 바이러스나 세균, 박테리아가 검출되지 않는다. 프로폴리스의 항균 및 면역력에 대해 주목하게 된 계기도 벌집 내부 상태였다. 벌집에 침입했다가 공격을 받고 죽은 들쥐나 작은 동물 사체가 미라화되어 오랜 시간이 지나도 썩지 않고 보존된 현상이 우연히 발견되었던 것이다. 이는 수천 년 전 고대인들이 사람의 사체를 보존하거나 미라를 만들 때 꿀과 벌집, 즉 프로폴리스를 활용해왔던 지혜를 연상케 하는 장면이었다. 미라는 사막에서 최적의 온·습도가 잘 맞아야 만들어진다. 영국 대영박물관에 전시된 미라 중에 검은 천에 타르를 바른 것이 있는데 그것은 바로 밀랍이 다소 섞인 프로폴리스 원괴를 바른 것이다.

벌집 내부의 동물 사체가 썩지 않을뿐더러 벌집은 여전히 청결하고 깨끗한 상태로 유지될 수 있었던 원인이 벌집 입구와 내부에 마감재와 건축 재료로 쓰인 프로폴리스 성분 때문이었음이 밝혀지면서, 비로소 프로폴리스의 놀라운 비밀이 과학자들의 비상한 관심을 끌기 시작했다. 또한 동서양을 막론하고 오래 전부터 민간에서 벌꿀과 벌집 성분을 각종 병의 치료나 상처 치유에 써왔던 것에서도 프로폴리스의 항균 및 면역의 비밀을 찾아낼 수 있었다.

우리 몸의 정교한 면역체계, 그리고 프로폴리스의 작용기전

프로폴리스가 면역력에 작용하는 메커니즘을 알기 위해서는 우선 우리 몸의 정교한 면역시스템에 대해 알아야 할 것이다.

원래 사람의 몸은 매 순간 외부의 적에 노출되어 있다. 바이러스와 세균, 발암물질, 곰팡이, 기생충 등은 주변 어디에나 존재하며 이러한 눈에 보이지 않는 적으로부터 인체를 보호하기 위해 우리 몸은 매 순간 싸움을 계속하고 있다.

제일 먼저 피부와 호흡기에서 먼지 같은 큰 이물질을 거르거나 방어하는 역할을 하고, 피부의 땀이나 콧속의 콧물이나 위벽을 감싸는 위액 같은 여러 가지 체액 속의 효소 물질이 외부 이물질을 죽이거나 병균이 번식하지 못할 환경을 조성하는 등의 여러 작용을 한다. 세포, 체액, 체온 등이 복잡하고 정교한 합동작전을 펼치는 것이다.

또한 스트레스 같은 요인이 호르몬 분비 및 면역시스템, 자율신경계에도 통합적으로 악영향을 끼침으로써 인체의 면역력을 전반적으로 약화시키게 되는데 이로 인해 스트레스가 만병의 주범이라고 하는 표현도 나오게 되었다.

이와 같은 끊임없는 외부의 적에 의해 공격당할 때 적절히 대응하고 처리할 수 있어야 감기에서부터 암까지 크고 작은 질병을 극복할 수 있다. 그 힘이 곧 면역력이다.

약화된 면역시스템을 원래대로 되돌리기 위해서는?

오늘날 환경오염과 화학적, 인공적 물질의 접촉, 스트레스, 과음과 흡연, 과로 등으로 인해 호르몬의 균형이 깨지면서 현대인은 염증과 궤양이 늘어나고 면역체계의 균형도 무너지게 되었다. 그래서 평상시에도 다양한 질병, 예를 들어 혈압 비정상이나 위궤양, 통증과 결림, 불면증, 섭식장애, 위장장애나 과민성대장장애 등에 시달리는 경우가 대부분이다.

면역력이 강하다는 것은 질병이 침투했을 때 그것으로부터 우리 몸을 지켜내고 방어하는 능력이 정상적으로 작동한다는 뜻이다. 즉 우리 몸의 고유한 방어체계가 정상적으로 작동할 때 치유와 회복도 이루어진다. 반대로 면역력이 약해졌다는 것은 인체의 본연의 자연치유력과 회복력을 잃어버렸다는 뜻이다. 좀 더 구체적으로 말하면 세포의 기능과 생명력이 떨어져 노화와 질병을 앞당기는 상태가 되었다는 뜻이다.

천연물질인 프로폴리스에는 노화와 질병을 앞당기는 현대인이 처한 각종 환경적 요인을 완화시켜주고 비정상적으로 악화된 면역시스템을 정상화시키는 다양한 성분들과 기능들이 들어 있다. 인간이 만들어낸 합성 약제나 항생제와 달리 프로폴리스는 자연이 만들어낸 합작품이라 할 수 있다.

한 가지 물질 속에 대단히 다양한 성분들이 함유되어 있고 이 성분들이 복합적으로 작용해 인체에 긍정적인 영향을 끼친다는 점에서 프로폴리스는 지금까지보다 앞으로 좀 더 광범위한 질병 치유 및 면역력, 항생기능 향상에 도움을 줄 것으로 기대되고 있다.

[아하! 그렇구나!]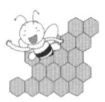

면역 전문가들의 면역력 높이기 요령 Best 8

최근 건강 전문가들과 의사들이 공통적으로 강조하는 것은 바로 생활 속에서 면역력을 높일 수 있도록 평소에 습관들을 바꿔야 한다는 것이다. 질병에 걸리지 않게 하고, 걸리더라도 정상적으로 회복되기 위해서는 이제 화학적 약물이나 단기간의 치료만으로는 한계가 있으며 평소부터 자연적인 치유력을 가질 수 있도록 생활 자체를 바꿔야 한다는 것이다. 전문가들이 강조하는 면역력 높이는 요령들에는 대개 다음과 같은 것들이 있다.

1. 먹는 것을 자연적인 것으로 바꿔라.

현대인은 과도한 육류, 과도한 지방, 과도한 가공식품 섭취로 인해 각종 질병에 시달리고 있다. 대표적인 것이 암이나 당뇨병, 비만, 성인병과 같이 선진국 병이라 불리는 것들이다. 따라서 지나친 육류 섭취와 인스턴트, 가공식품을 줄이고 채소와 과일, 현미밥과 정제하지 않은 곡식류, 식물성 식이섬유 섭취를 늘여야 한다. 프로폴리스는 인체의 항산화 기능을 높여주는 자연 그대로에서 얻은 천연 항생물질이다.

2. 부교감신경을 자극하는 운동을 하라.

운동이 건강에 좋다는 것은 누구나 알고 있지만 운동에는 교감신경을 자극하는 운동이 있고 부교감신경을 자극하는 운동이 있다. 운동의 중요성을 중시한 나머지 지나치게 과격하거나 무리한 운동에 집착하는 것은 다이어트나 외모에는 좋을지

모르나 몸속 활성산소를 지나치게 생성하게 되어 오히려 노화를 촉진시키고 각종 질병에 취약한 몸으로 만드는 원인이 된다. 현대인은 과로와 스트레스로 인하여 교감신경이 과도하게 우위 상태에 있는 경우가 많다. 따라서 과격한 운동보다는 부교감신경을 자극하여 세포 대사를 활발히 해주는 신체활동, 예를 들어 혈액순환을 돕는 가벼운 운동, 복식호흡, 약간의 땀이 밸 정도의 무리하지 않은 근력운동과 유산소운동, 걷기, 햇볕 쬐기 등이 오히려 면역력을 강화시킨다.

3. 노폐물 배출에 좋은 물과 식이섬유 섭취를 늘여라.

면역력은 몸속의 독소와 노폐물이 원활하게 배출되고 있는지 여부와도 직결된다. 노폐물이 잘 빠져나가도록 하려면 소변과 대변 같은 배설활동이 정상적이어야 하는데 여기에 도움을 주는 것이 물과 식이섬유이다. 독소를 적절히 배출하는 몸은 면역세포 또한 활성화되기 때문이다.

4. 적절한 휴식과 숙면을 취하라.

현대인은 야간 활동이 많아지고 야근이나 밤샘, 그리고 정신적 스트레스로 인해 수면장애를 겪는 이들이 점점 더 많아지고 있다. 그러나 인체 면역력은 밤에 숙면을 취하여 멜라토민 분비가 정상화되는 것만으로도 충분히 증진될 수 있다. 숙면을 취해야 대뇌 신경세포도 정상적으로 작용하며, 몸속 노폐물과 독소, 종양세포 등을 파괴하는 백혈구 기능이 떨어지지 않는다. 휴식과 숙면을 방해하는 주범인 야식 섭취나 잠자기 전 스마트폰 사용 습관 등을 자제하는 것이 면역력에도 영향을 끼친다.

5. 과음과 흡연을 자제하라.

과음과 흡연은 암 발병뿐 아니라 면역력 저하와 직접적으로 연관되어 있는 원인들이다. 4,000여 가지의 화학물질과 60여 가지의 발암물질을 지니고 있는 담배는 암과 면역력 저하의 직접적인 원인이므로 직접흡연은 물론이고 간접흡연도 피해야 하며, 과음을 생활화하는 현대 도시인의 생활습관 역시 면역력에 악영향을 끼친다. 특히 음주와 흡연을 동시에 하는 것이야말로 간기능 저하 및 면역력 약화에 결정적이다.

6. 몸을 따뜻하게 하라.

최근 건강에 대한 다양한 화두 중에서 새로이 주목받는 것 중 하나가 바로 체온에 관한 것이다. 우리 몸의 체온이 1도 내려가면 신진대사가 떨어지면서 면역력 저하에도 직접적으로 영향을 끼친다는 것이다. 찬 음식 및 음료를 과도하게 섭취하고 패스트푸드나 인스턴트 식품을 자주 먹는 것도 체온을 떨어뜨리는 원인으로 작용한다. 체온이 떨어지면 세포 자체의 신진대사가 떨어져 바이러스나 세균이 몸속에 들어갔을 때 백혈구가 효과적으로 방어하는 능력도 떨어진다. 따라서 몸의 체온, 특히 피부와 폐부의 온도가 떨어지지 않도록 관리하는 것이 면역력을 높여준다.

7. 감정과 스트레스를 적절히 관리하라.

적당한 스트레스는 적절한 긴장을 주어 건강에 오히려 좋지만, 지나친 스트레스 및 스트레스의 지속은 현대인의 면역력 약화의 주된 원인으로 꼽힌다. 따라서 스트레스 관리를 어떻게 하느냐에 건강이 달려있다고 해도 과언이 아니다. 전문가들은 웃음과 울음, 기쁨과 슬픔 등의 감정을 너무 억누르거나 쌓아두는 것도 건강에 큰 지장을 준다고 지적한다. 감정 표현에 그때그때 솔직하고 기쁠 때 많이 웃고 슬플 때 충분히 우는 사람의 체내에서는 엔도르핀이나 세로토닌, 다이돌핀 같은 뇌신경전달물질 생성이 원활해져 면역력 강화에도 영향을 끼친다. 이러한 사람들에게는 스트레스를 극복할 수 있는 조절능력이 생긴다. 따라서 스트레스가 내부에서 축적되지 않도록 자신의 감정과 내면을 관리하는 태도가 몸의 건강과 면역력 증진에도 도움을 준다.

8. 위생이 곧 면역력이다.
메르스나 사스 같은 신종 바이러스 질환에서 항상 가장 강조되는 것은 손 씻기와 위생이다. 손에는 평균 수억 마리에 병원체와 병균이 존재하기 때문에 손을 잘 씻는 습관을 들이기만 해도 질병 예방 효과가 있는 것이다. 손 씻기와 구강위생, 주변 환경 위생 등 위생 관리를 철저히 할수록 면역력도 높아진다.

(참조 - 〈건강다이제스트〉2015.8월호, '면역 전문가 이병욱 박사의 생활 면역력 높이기 10계명', '면역 전문가 김진목 박사의 통합 면역력 높이기 10계명' 중에서)

자연적 섭생과
천연물질로 돌아가야 하는 이유는?

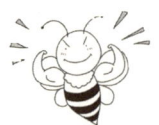

　인체에 바이러스나 세균이 침입하면 백혈구는 본격적인 면역시스템을 가동시킨다. 저을 공격하며 먹어치우거나, 혹은 저을 무력화시키는 항체를 만든다. 즉 직접 죽이거나, 혹은 다음에 또 다시 침입했을 때 대항할 수 있도록 정보를 기억해둔다. 기억해둔 정보로 항체를 만들어두게 되는데, 이를 이용한 것이 예방주사나 백신이다.
　이 역할을 주도하는 것이 혈액 속의 백혈구로서 외부 침입 물질을 공격하는 일을 혈액과 함께 온몸을 돌면서 계속한다. 백혈구가 바이러스나 박테리아를 퇴치할 수 있는 것은 백혈구 속에 포함되어 있는 다음과 같은 다양한 세포들이 역할분담을 하기 때문이다. 그래서 병원에서 혈액검사를 했을 때 백혈구 수치가 갑자기 높아져 있으면 뭔가 몸에 이상이 생겼거나 감염이 되었기 때문이라고 진단하고 그 원인을 찾는 치료를 하게 된다.

〈백혈구에 포함되어 있는 다양한 세포들의 면역역할〉

대식세포 - 살균 작용. 항원의 정보를 전달함

T세포 - 감염된 세포를 공격함. 항원의 정보를 기억함

B세포 - 항체를 생산함

NK세포 - 감염된 세포를 공격함

호중구 - 살균 작용

호산구 - 알레르기 반응을 억제함

호염기구 - 염증의 매개체(예:히스타민)를 생성함

〈백혈구 면역시스템의 순서〉

이물질(유해 바이러스나 세균) 침입함

→ 면역세포가 이물질을 공격하거나 잡아먹음

→ 이물질(항원)에 대한 정보를 T세포에게 전달함

→ 이 정보에 따라 세포 정보전달물질(사이토카인)이 분비됨

→ 감염된 다른 세포들을 찾아내어 죽임

→ 항원에 대항할 수 있는 새로운 항체가 생성되어 다른 감염 세포들을 처리함

면역력 저하는 백혈구 세포기능이 떨어진 것

위와 같은 백혈구의 기능, 즉 인체의 세포의 기능이 떨어지면 질병에 걸렸을 때 효과적으로 대응할 수 없게 된다. 소화기능이나 혈압, 심혈관계, 신경계, 관절, 호르몬 분비, 신진대사에 문제가 생기는 것도 근본적으

로 세포기능에 문제가 생겼기 때문이다. 면역력이 떨어졌다는 것은 백혈구 세포기능이 떨어졌다는 것과도 같은 의미다.

 이러한 세포 면역기능이 제대로 작동하지 못해도 문제가 발생하지만 너무 과잉하게 반응해도 문제가 생긴다. 현대인에게 흔한 아토피, 비염, 천식을 포함해 각종 알레르기 질환, 그리고 자기면역질환들은 인체의 면역체계가 과민반응을 하여 우리 몸에 해가 없는 이물질에 대해서까지 적으로 간주하고 공격을 하기 때문에 발생한다. 때문에 우리 몸의 면역기능을 유지해야 한다는 것은 세포기능이 정상적으로 작동하도록, 즉 세포가 본래의 제 기능대로 호흡하고 움직이고 활동할 수 있도록 우리 몸의 건강을 근본적으로 유지시킨다는 것과 같다.

항생제와 스테로이드제는 왜 면역력을 떨어뜨리나?

 20세기 현대의학의 발달로 인하여 인류가 각종 감염질환 및 질병을 극복하게 된 데에는 인공적으로 만든 항생제와 스테로이드제가 큰 역할을 하였다. 항생제가 없었다면 오늘날 현대인이 각종 전염병이나 질병에 걸리지 않거나 걸리더라도 빠른 기간에 치료할 수 있는 삶을 사는 것이 불가능했을 것이다. 또한 합성 스테로이드 호르몬제가 아니었다면 각종 외상이나 알레르기 질환으로 인하여 큰 고통을 받고 살아야 했을 것이다.

 문제는 항생제와 스테로이드제의 남용이 만연하게 되었다는 점이다. 유기화학물질인 항생제는 인체를 침투한 유해한 세균을 저지하는 일을 하기도 하지만 인체 세포 기능 또한 함께 저지하게 된다. 그리하여 인체의 고유한 세포기능 및 단백질 합성 체계를 교란시킨다. 스테로이드제의 경우에도 감염이나 통증을 감소시켜주지만 반복적으로 사용하다 보면 우리 몸이 스스로 외부 바이러스를 처치하는 고유의 능력을 잃어버리게 만든다. 그 결과로 발생하는 것이 각종 부작용과 내성이다. 결국 항생제나 스테로이드제로 인하여 세포기능이 약화되거나 교란되어 또 다른 병이 발생하고, 그 병을 해결하기 위해 또 다시 항생제나 스테로이드제를 써야만 하는 악순환이 시작된다.

예를 들어 당뇨병의 경우 췌장에 있는 랑게르한스섬(췌장조직에서 혈액으로 인슐린을 방출하는 내분비세포 집합)의 세포에 유해세균이 증식하면서 발생하는 질병이기 때문에, 당뇨병을 치료한다는 것은 이 혈액 속 유해세균을 없애고 췌장의 고유의 대사기능을 회복시키는 것이 관건이다. 인공적으로 약물로서 일시적으로 해결하는 것이 아니라 세포 고유의 기능이 돌아오도록 하여야 당뇨병을 치유할 수 있다.

1형 당뇨 환자는 프로폴리스만으로는 치료가 어렵고 약제와 복합적으로 치료해야 한다. 2형 당뇨 환자는 프로폴리스를 매일 섭취하고 과음, 과식, 스트레스를 피하고 유산소운동을 한다면 치유할 수 있다. 현대인이 항생제를 남용하고 있는데 장기복용 시 몸 안의 유산균 등 좋은 균도 잃게 되고 최종적으로 무항중이 생기게 되면 어떠한 치료도 할 수 없는 불치병이 될 것이다.

자연적 섭생의 힘, 그중 대표적 물질인 프로폴리스의 역할

당뇨병뿐만 아니라 알레르기질환, 류머티즘, 피부질환을 포함한 수많은 질병들은 인체 세포의 대사기능에 이상이 생기면서 발생한다. 기능에 오류가 생기거나 감염이 발생한 부위가 어디냐에 따라 병명이 달라진다.

그런데 세포 기능을 비정상적으로 만들어 면역시스템에 오류를 일으키는 결정적인 원인 중 하나가 바로 각종 합성 약제, 즉 스테로이드 호르몬제나 항생제이다. 여기에 환경오염을 비롯한 잘못된 식습관과 생활습관이 맞물려 있다.

그래서 최근 전문가들이 강조하는 것은 면역력의 근본적인 정상화이다. 우리 몸이 세포단위부터 고유의 기능을 회복할 수 있다면 면역력도 자연스럽게 증진시킬 수 있다. 이를 위해서는 더 이상 인공적이고 합성적인 약제나 약물에만 의존하지 말 것을 권고하고 있다. 자연적인 섭생으로 돌아가고, 자연적인 리듬을 되찾도록 하여 세포의 대사가 정상적으로 작동할 수 있도록 되돌려야 한다.

최근 들어 변종 바이러스가 지속적으로 나타나 새로운 인수공통 전염병이나 희귀질병, 바이러스 등이 전 세계 곳곳에서 창궐하고 기존의 백신이나 치료제를 전혀 소용없게 만들고 있는 것은 인간의 항생제에 박테리아와 세균들이 내성을 갖게 되었기 때문이라고 진단된다.

때문에 부작용 없이 질병 치료 효과를 가지고 있는 프로폴리스의 효능이 지속적으로 전 세계 의학계로부터 주목받는 것이다. 자연치유력과 대체의학, 그리고 자연 그대로의 식습관과 섭생에 대한 서구 의학계의 재발견과 관심은 곧 '천연물질'에 대한 연구 및 임상시험, 그리고 효능 발견으로 이어진다.

　이러한 천연물질 중 인류가 가장 오래 역사와 생활 속에서 사용해온 물질 중에서는 프로폴리스를 능가하는 것을 찾기 힘들다. 천연물질 혹은 천연약제로서 프로폴리스에 대한 관심은 어쩌면 20세기 이후 인류가 잠시 간과하고 있었던 '건강의 원리'에 대한 자각 및 회귀일지도 모른다.

5

질병의 원인인 '염증' 의 치유,
프로폴리스에서 찾다

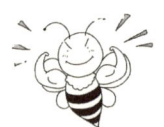

　면역력과 더불어 질병의 근본적인 원인으로 거론하는 것은 염증이다. 거의 모든 질병이란 인체의 비정상적인 염증반응이라 할 수 있을 정도로 염증을 다스리는 것은 질병 치료의 키포인트와도 같다. 암, 심장병, 당뇨병부터 류머티즘 관절염, 퇴행성 질환, 알츠하이머, 각종 면역질환 등의 원인으로 주목하고 있는 것이 바로 염증이다.

왜 현대인은 염증에 취약해졌을까?

　예를 들어 혈관 벽에 콜레스테롤이 쌓이는 심혈관 질환의 경우 그 근본 원인은 혈관 및 세포의 염증 때문이다. 알츠하이머의 경우에도 뇌세포의 비정상적 염증과 사멸 때문에 발생한다. 암의 경우 세포 면역체계가 교란되고 교감신경이 비정상화되어 조직에 염증이 생기고 파괴되면서 암세포가 인체를 장악하는 과정으로 진행된다.

따라서 온갖 질병을 치유하기 위해서는 인체의 세포가 염증에 잘 걸리지 않는 힘을 갖출 수 있도록 현대인의 섭생 자체를 변화시켜야만 한다는 목소리가 높아지고 있다.

그렇다면 왜 현대인은 염증에 취약해지고 특히 선진국일수록 암이나 당뇨병 등의 발병률이 높아지는 것일까?

전문가들은 염증을 증가시키고 면역력을 약화시키는 식습관과 생활습관을 지적한다. 흔히 건강을 저해하는 요인으로 알려져 있는 과도한 육류 섭취, 인공적으로 만들어 혈당을 지나치게 높이는 설탕 및 합성 탄수화물로 인하여 인체가 염증에 취약해진다는 것이다. 프로폴리스가 염증 효과를 가장 빠르게 나타내는 것은 위염이다. 또한 상처가 난 곳에 프로폴리스 액상을 몇 방울 떨어뜨리면 효과가 매우 좋다.

염증에 취약해지도록 만드는 근본원인

평소 마시는 물과 공기의 오염, 중금속, 전자파 등으로 인해 다양한 체내 독소가 증가하고 있는 것도 염증의 원인이다. 메르스 같은 변종 바이러스나 세균 못지않게 치명적인 것이 바로 이러한 독성물질들이며, 이는 현대인이 처해있는 환경 및 평소 섭취하는 음식과도 밀접하게 관련되어 있다.

결과적으로 천연식품과 식이섬유에서 멀어진 섭생과 유해한 환경이 인체를 염증에 취약하도록 만든 주범이라 하겠다.

따라서 염증을 줄이고 우리 몸의 고유의 치유력을 되찾기 위해서는 인공적인 항염제나 소염제에 의존하는 것에서 벗어나 자연 그대로의 힘을 찾을 수 있도록 우리 몸의 기능을 되돌리려는 대안이 필요하다.

암, 당뇨병, 알츠하이머, 심혈관질환 같은 질병 치료의 열쇠도 우리 몸의 본연의 기능 회복과 몸속 독소 배출로 염증반응을 줄이는 데 있을 것이다.

치유를 위해 천연물질에 주목할 수밖에 없는 이유

현대인이 의존하고 있는 각종 항생제, 스테로이드제, 소염제, 진통제는 지속적으로, 장기적으로, 그리고 습관적으로 의존할수록 다양한 부작용을 일으킨다.

20세기 이후 중요한 소염 및 진통제로 꼽히는 아스피린, 인도메타신, 케토프로펜 등은 과다 사용할 경우 교감신경에 교란을 일으켜 세포를 산화시키고 염증과 조직 파괴를 야기하며, 염증을 줄이는 각종 인공 약제들은 또 다른 부위의 통증, 궤양, 염증, 혈압이상, 장기능이상, 자궁기능이상, 피로감, 발암 등의 원인으로 작용한다. 누구나 흔히 복용하는 소염제, 항생제, 소화제 등이 그 예이다.

음식물에 있어서도 가공식품과 인스턴트, 패스트푸드를 과도하게 섭취시는 세포 염증의 원인이 되며, 이러한 물질들이 오랜 기간에 걸쳐 몸속에 축적됨에 따라 질병과 염증에 취약한 몸 상태가 되는 것이다.

합성화학물질 의존에서 벗어날 수 있는 대안물질, 프로폴리스

최근 건강 전문가들이 합성약물에서 벗어나 자연식품과 천연물질에 주목하고 있는 것은 이 때문이다.

효과가 강력하지만 길게 보면 인체 기능을 망가뜨리고 세포단위 기능부터 교란시키며 부작용과 내성을 낳는 각종 합성물질과 화학물질에서 벗어나 질병과 독성 물질을 근본적으로 차단하며 인체가 본래의 잠재력을 되찾도록 만들자는 것이다.

20세기 이후 인공적으로 만들어진 화학물질이 아니라 인류가 오랜 세월 동안 활용해왔거나 자연 그대로에 존재하는 천연물질에서 질병 치유와 예방의 열쇠를 찾아야 한다. 이는 면역력 회복과 염증반응 감소를 위한 가장 결정적인 대안이 될 것이다.

프로폴리스의 가장 강력한 효과이자 장점은 염증 치료에 있어서 이는 기존의 무수한 임상실험을 통하여 현재까지 증명되고 있는 부분이기도 하다.

효능에 있어서 큰 차이가 없으면서 부작용과 내성이 없다는 것은 모든 실병의 원인인 염증을 단기적으로 치료만 할 수 있다는 뜻만은 아니다. 치료를 넘어 염증에 쉽게 감염되는 상태에서 벗어날 수 있도록 근본적인 예방을 가능케 한다는 치유의 의미가 더 강하다. 결국 염증에 대한 지속적이고도 대안적인 치유 물질의 역할을 프로폴리스가 할 수 있음을 시사한다 하겠다.

제 2 장

프로폴리스란 무엇인가?

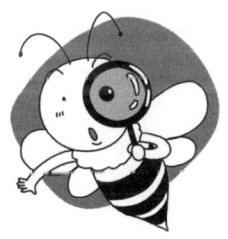

프로폴리스,
어떻게 생겼을까?

프로폴리스는 수지와 밀랍으로 구성

프로폴리스는 수지(resin)와 밀랍(bee wax)으로 구성된 천연물질이다. 수지란 수목의 진으로서 나무의 새순, 생장점이나 상처 있는 부분에서 분비되는 물질이다. 밀랍이란 꿀벌의 배에 있는 납샘에서 분비되는 액체 물질로서 벌집의 주성분을 이루는 동물성 고체이다.

프로폴리스의 색깔

프로폴리스의 색깔은 매우 다양하다. 우리나라를 비롯한 온대지방에서는 옅은 황색(그림1) 또는 갈색(그림2)에서 짙은 갈색까지 분포되어 있으며, 종종 불그레한 갈색 색조를 가진 것도 있다. 열대지방에서 생산되는 프로폴리스는 브라질산의 옅은 녹갈색(그림3)에서부터 쿠바산의 흑색 또는 적흑색까지 분포되어 있다.

프로폴리스가 벌통 내에 오래 있으면 점점 흑색으로 되는 경향이 있다. 벌이 새로 만든 하얀 벌집에서 갓 채취한 프로폴리스는 붉은 색조를 보인다. 또한 서양벌(black bees)이 수집한 프로폴리스는 좀 더 거무스름한 경향이 있다. 또한 벌이 채취하는 나무와 식물에 따라서도 다양하다.

온도에 따른 프로폴리스의 변화

프로폴리스는 주로 벌통 입구와 틀 측면에서 발견되는데, 틈새와 구멍을 메우는 역할을 한다고 알려져 있다. 프로폴리스를 얼리면 쉽게 부서진다. 섭씨 15도 이하에서는 딱딱해지고, 실온에서는 유연하며 점성이 강해진다. 45도 이상에서는 점성이 증가하며, 70~100도에서는 액체로 변한다. 일부 성분은 100도가 넘으면 녹는다.

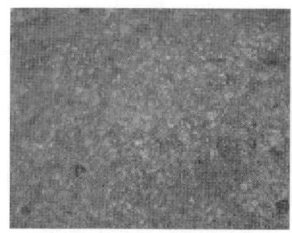
그림1. 한국산 프로폴리스 덩어리

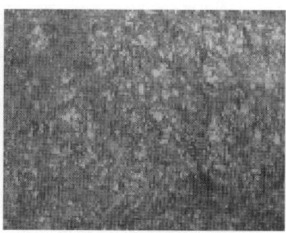
그림2. 한국산 프로폴리스 덩어리

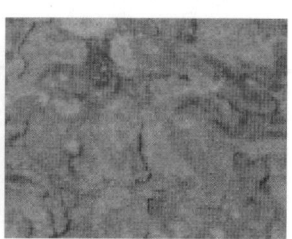
그림3. 브라질산 프로폴리스 덩어리

[이거 알아요?]

프로폴리스의 어원

프로폴리스(Propolis)는 라틴어와 그리스어의 합성어이다.

pro : ~의 앞(in front of, before)이라는 뜻
+ polis : 그리스어로서 성채 또는 요새(fortress)를 뜻함

즉 프로폴리스는 '성채의 입구' 라는 의미로, 벌통 입구에서 프로폴리스가 많이 발견되기 때문에 붙여졌으리라 짐작한다. 요새는 도시에서 가장 중요한 부분으로 반드시 수비해야 할 곳이기도 하다. 이는 적의 침입 통로를 방어하는 '요새 앞' 의 의미로서 벌 군체의 보호를 위해 벌들이 곤충이나 작은 동물 등의 침입을 막기 위해 벌집 입구 바로 뒤쪽에 프로폴리스로 방책을 세운 것을 의미하여 표현한 것이다.

라틴어 : Propolis
영어 : honeybee glue, bee glue
중국어 : **蜂膠**
일본어 : はちにかれ, はうきよ
한국어 : 벌풀(북한)

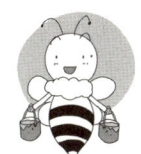

벌은 프로폴리스를 어디서 채취할까
: 기원식물에 대하여

꽃가루 + 기원식물

　대부분의 양봉가와 연구자들은 프로폴리스 내 수지가 관목과 식물로부터 벌에 의해 직접 수집된다고 믿었으나 다른 의견들도 있다. 1907년 독일의 양봉 연구자 퀴스텐마허는 프로폴리스가 화분에서 채취된다고 주장했는데, 프로폴리스가 가장 많이 생산되는 시점이 화분이 생산되는 시점과 동일하다는 점에서 어느 정도 지지를 받아 왔다. 오늘날 생화학 분석에 의해 그의 주장이 흔들리게 되었으나, 화분에서 방출된 화학물질이 결국 프로폴리스가 된다는 점은 사실이다.

　이후 벌이 턱을 사용해 나무의 수지 덩어리를 잘게 부수는 것이 발견되었고, 1930년대에는 기원식물에서 수지가 채취된다는 주장이 제기되었다. 꽃가루에서 생산된 프로폴리스는 여왕벌이 알을 낳을 방의 소독 및 벌통 내부에서 가장 중요하게 사용되며, 기원식물에서 수집된 프로폴리스는 벌통의 틈새를 채우는 건축물질로서 사용된다고 주장하였다.

어떤 나무에서 채집할까?

기원식물이란 벌이 프로폴리스를 채집하는 나무를 말한다. 일반적으로 포플러나무 수지에서만 유래하는 것으로 확신하나 이는 사실이 아니다. 벌들이 주변 지역에 있는 다양한 나무. 관목, 식물에서 채취하기 때문이다. 특정 나무의 수지를 선호하는 이유는 아직도 수수께끼이다. 벌들이 필요로 하는 구조와 약리학적인 특성을 지닌 나무, 관목, 식물들이 제공하는 유인 물질 때문이라고 추측할 뿐이다.

기원식물인지는 어떻게 판별할까? 벌이 나무, 식물 등의 새싹이나 껍질의 끈적끈적한 물질을 채취하는 것을 관찰한 후, 해당 나무의 수지와 벌통 내의 프로폴리스를 채취하여 비교 분석한다. 특정 성분이 일치하면 이로써 기원식물로 분류한다.

한국의 주요 기원식물로는 아까시나무, 소나무, 전나무, 가문비나무, 포플러나무, 오리나무, 버드나무, 마로니에, 자작나무, 떡갈나무, 옻나무 등이 알려져 있다. 유럽에서는 포플러나무, 자작나무, 소나무, 왜전나무 같은 침엽수, 버드나무, 칠엽수, 가시나무, 자두나무 등이며, 브라질에서는 유칼립투스, 파라나마츠, 아크레인 등이다. 일본에서는 자작나무 등에서 주로 채집한다고 알려져 있다.

프로폴리스는 벌이 기원식물에서 모은 수지에서 채취한 진액에 벌의 타액, 왁스, 꽃가루 등을 섞어서 만든다고 알려져 있다. 그러나 프로폴리스 특유의 천연 약리효과가 어떻게 나오는지는 여전히 미지의 세계다. 다만 다음과 같은 기원식물의 성분과 약리작용 등을 통해 프로폴리스의 천연 약리효과를 간접적으로 이해 할 수 있다.

① **아까시나무**

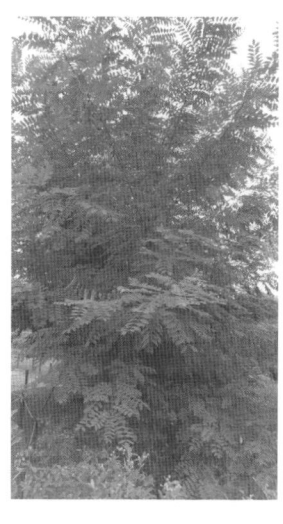

학명 : Robinia pseudo - acacia L

성분 : 꽃잎에 플라보노이드, 켐페롤, 비오로빈, 기타 배당체가 들어 있다. 잎에는 타닌질, 아카세틴과 그 배당체인 아카신, 아카세틴-트리오시드가 있다. 그리고 플라보노이드의 물분해물에서 아피게닌, 쿠에르세틴, 루테올린을 확인하였다. 열매껍질에는 로비닌, 비오로빈, 비오쿠에르세틴, 목부에 로비네틴, 디히드로로비네틴, 로비네티니돌, 로이코로비테티니딘, 껍질에 피로카테킨타니질이 있다.

응용 : 로비닌을 만성 및 급성 콩팥염, 콩팥경화증, 콩팥의 질소혈증에 쓴다. 씨는 피토헤마글루틴의 원료로 이용한다. 민간에서는 꽃을 콩팥질병, 방광염, 신석증(특히 속껍질)에, 씨를 기침과 기관지천식에 쓴다.

② 소나무

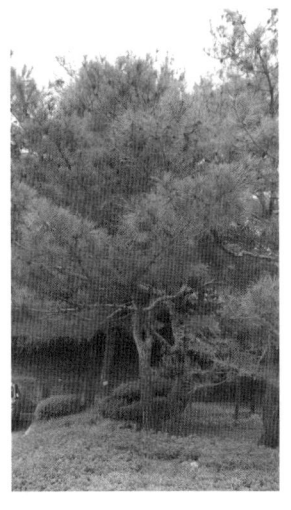

학명 : Pinus densiflora Sieb. et Zuscc

성분 : 잎에는 아스코르브산, 카로틴, 비타민 K, 비타민 B, 쓴맛물질, 플라보노이드, 안토시안, 수지, 타닌질, 탄수화물인 p-노나코산, 유니페르산을 주성분으로 하는 에스톨리드형 납, 키나산과 시킴산, 정유가 있다. 뿌리의 정유에는 α피넨, 캄펜, 디펜텐, α테르피네올, 캠퍼, p-멘탄올이 있다. 껍질에는 타닌질, 안토시안, 피마르산, β시토스테롤, 디히드로-β시토스테롤, 글루코타닌이 있으며 목부에서는 테르펜히드라트, 피노실빈, 피노실빈모노메틸에스테르, 디히드로피노실빈모노메틸에스테르, 피노셈브린, 피노반크신, 프로피온알데히드, 세로틴산, 유니페르산이 분리된다. 목부를 건류하면 테레빈유와 타르가 얻어진다.

응용 : 〈잎〉 비타민 C의 원료로 괴혈병과 어린이 영양실조에 쓴다. 잎에서 클로로필을 분리하여 고약을 만들어 여러 가지 피부질병에 쓴다. 이른 여름에 1년생 잎을 뜯어 정유를 얻어 향료로 쓴다. 살균작용도 있으며 나쁜 냄새를 없앤다. 또한 잎의 정유를 탄산수소나트륨 용액에 흡수시켜 욕탕료로 쓴다. 관절염, 신경통, 요통, 수면장애, 고혈압에 효능이 있다.

〈싹〉 기침, 가래, 폐결핵, 폐렴, 폐기종 증상일 때 달여 먹는다.

〈송진〉 고약, 반창고 등에 기초제로 널리 쓴다. 생 송진은 증류하여 테레빈유(정유)와 콜로포늄(로진, 찌꺼기)을 만든다. 테레빈유는 l-α피넨이 많이 있어 테르펜히드라트 또는 합성캠퍼 원료로 쓴다. 테르펜히드라트는 기침약으로, 테레빈유는 여러 가지 고약을 만들어 진통제와 염증치료제로 쓴다. 소나무 고약은 테레빈유와 바셀린을 섞어서 만든 것인데 류머티즘, 신경통 등에 바른다. 테레빈유는 또한 만성 기관지염, 방광염 약품 처방에 들어간다.

〈송탄유〉 소나무 뿌리를 수증기 증류하여 얻은 정유인데 감마유로 쓴다.

〈꽃가루〉 기혈을 돕고 피를 멎게 한다. 두통과 감기에 우려먹으며, 고름 상처에 뿌린다.

〈마디〉 뼈를 튼튼하게 한다 하여 류머티즘, 뼈아픔, 감기에 달여 마신다. 치통이 있을 때 달인 물로 입가심을 한다.

〈송지〉 콜로포늄(송향, 송지)은 통증 완화와 살충 작용이 있다고 하여 옴과 여러 가지 피부질병, 악창에 바른다.

그 밖에 민간에서는 소나무 싹을 보약으로 쓰는 한편 잎과 송진을 가공하여 류머티즘, 허리아픔, 상처 등에 진통제와 외용약으로 쓴다. 솔잎을 태운 재에 물을 넣어 반죽한 것으로 류머티즘, 허리아픔에 찜질한다. 요통에는 솔잎을 덖어서 가루를 내어 먹는다. 송진에 노루기름을 섞어 고약을 만들어 천에 발라 상처 등에 외용약으로 쓴다.

③ 전나무

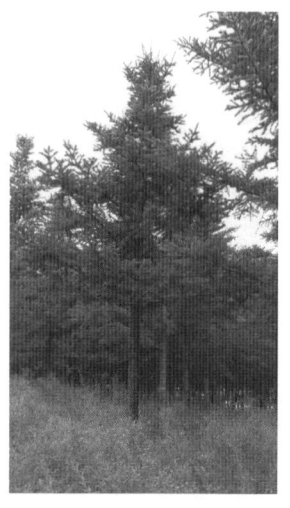

학명 : Abies holophylla Maxim.

성분 : 가지와 잎에 정유, 타닌질, 플라보노이드가 있다.

응용 : 생 송진은 수증기 증류하여 약으로 쓰는 테레빈유를 만든다. 송진은 고약을 만들어 상처 치료약으로 쓴다. 가지를 건류한 기름은 근염, 척수신경근염, 급성 혈류장애에 고약을 만들어 바른다. 잎과 어린 가지의 정유는 보르네올 또는 캠퍼 원료로 쓴다.

민간에서는 잎 또는 싹과 잎이 붙은 어린 가지를 류머티즘, 감기에 욕탕료로 쓰며 괴혈병에도 달여 마신다. 생 송진은 출혈성 상처를 아물게 하고 피멎이 작용이 있어 외용 지혈약으로 쓴다. 폐결핵에 송진을 먹거나 잎을 태운 연기를 들이마신다. 또한 잎과 껍질을 달여 위와 십이지장 궤양 치료에 쓴다.

④ 가문비나무

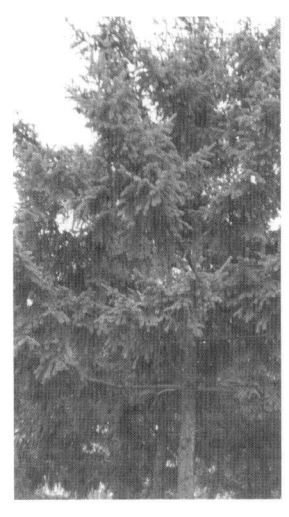

학명 : Picea ajanensis Fish. ex Carr

성분 : 잎에는 플라보노이드, 껍질에는 타닌질과 납 모양의 물질이 있다. 납 모양의 물질에는 리그노세린산, 리그노세리알코올, 시토스테롤이 있다. 송진에서는 세스쿠이테르펜 화합물인 오플라파논, 비사볼롤, 아야놀, 카디놀이 분리된다.

응용 : 신선한 잎을 우려 괴혈병에 마신다. 달인 액은 가래와 기침에 쓴다. 송진은 고약 기초제와 상처치료약으로 쓴다. 잎과 어린 가지의 정유는 합성 캠퍼 원료로 쓴다. 정유를 비누화하고 분별 증류하여 보르네올을 얻고 이것을 산화시켜 증류하면 캠퍼가 얻어진다. 이때 얻어진 캠퍼는 강심작용이 있다. 민간에서는 잎을 달여 산통에 쓰며 가지는 류머티즘과 감기에 욕탕료로 이용한다. 또한 폐결핵에는 잎을 태워 연기를 들이마신다. 생 송진은 외용 지혈약으로 쓴다. 요즘에는 수지 원료로 중요하게 쓰이며 무른 고약의 기초제로도 쓴다.

⑤ **포플러나무**

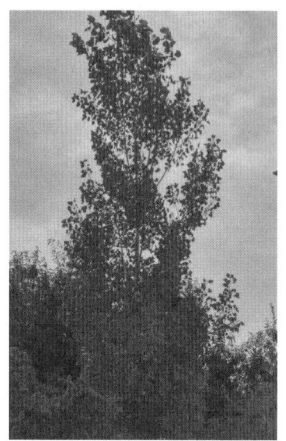

학명 : Genus Populus = 은사시나무(Popular Tomentiglandulsa)

성분 : 주로 비타민 A와 C가 많다.

응용 : 폐질환, 노화 방지, 소화제로 활용한다.

⑥ **오리나무**

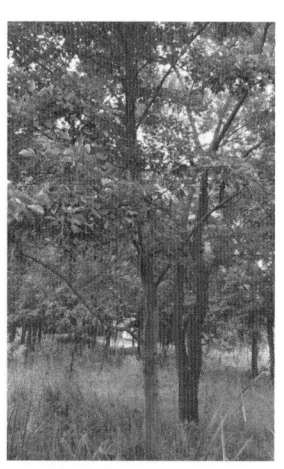

학명 : Alnus japonica (Thunb.) Steudel.

성분 : 껍질에 타닌질, 트리테르페노이드인 타락세롤, 베툴린산, 플라보노이드 히페로시드, 정유가 있다.

응용 : 수렴성 지사제로서 설사와 위장 질병에 쓴다. 민간에서는 껍질을 달여 산후 지혈약, 위장약으로 쓰며 안질환, 류머티즘, 목구멍염증, 선병에 씻거나 입가심한다. 수꽃의 이삭을 달인 액은 폐렴에 좋다.

⑦ 버드나무

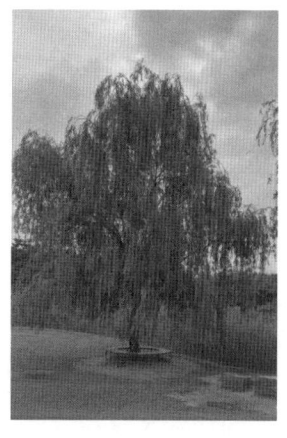

학명 : Salix koreensis Andersson.

성분 : 껍질에 타닌질, 플라본, 아스코르브산, 배당체 살리신이 있다.

응용 : 살리신은 해열과 진통 역할을 한다. 속껍질은 해열진통약으로 감기, 류머티즘성 열, 학질에 쓴다. 입안과 목구멍의 염증에 달인 물로 입가심한다. 꽃은 황달, 금창, 습비 등에 쓰며 부스럼, 화상, 열독, 치통에 쓴다. 고약을 만들어 옴, 악창에 바른다. 퀴닌이 알려지기 전까지는 많은 나라에서 학질 치료약으로 썼으며 간헐열에 쓴다. 민간에서는 버드나무 껍질과 느릅나무 속껍질을 섞어 달여 졸인 것을 생손앓이, 습진, 부스럼에 바른다.

⑧ 마로니에

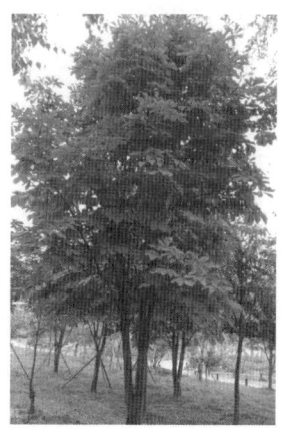

학명: Aesculus Hippocastanum L=marronnier=a horse chestnut=서양칠엽수

성분 : 사포닌의 에스신, 플라볼놀의 켈세틴, 켄페놀, 탄인, 에스클린, 프락신 등.

응용 : 정맥울혈, 혈전성 정맥염, 정맥류, 치질, 자궁출혈, 동맥경화증, 외상에 의한 종창 등에 약재로 쓴다.

⑨ 자작나무

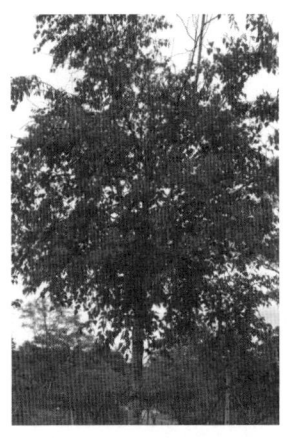

학 명 : betula platyphylla Sukacz.[B. tauschii(Regel) Koidz.]

성분 : 싹잎에 정유가 있다. 주성분은 베툴렌, 베툴룰, 베툴레놀산, 나프탈렌이다. 잎에는 세스쿠이테르펜이 들어있는 정유, 수지, 아스코르브산, 트리테르펜사포닌, 타닌질, 트리테르펜알코올인 폴리엔트리올, 올레아놀산, β시토스테롤, 플라보노이드(히페로시드), 엘라그산과 쿠마린, 카로틴이 있다. 껍질에는 트리테르페노이드인 베툴린, 올레아놀산, 방향족 알코올인 베툴로시드(껍질의 가루는 베툴린이 주성분이다.) 카로틴 아스코르브산이 있다.

응용 : 껍질은 방부작용이 있어 곰팡이와 균의 침투를 막으며 잎은 이뇨 작용도 있다. 꽃을 풍독, 창독, 홍역, 천연두에 해열제로 쓴다. 싹잎은 담낭염, 콩팥염, 괴혈병, 류머티즘, 관절염, 위염, 곪은 데, 화상, 부스럼에 쓴다. 나무를 건류하여 얻은 수지는 태선에 바르며 줄기에서 흘러내린 물은 신석증에 먹는다. 겉껍질은 파라핀을 주성분으로 한 납 성분이

많아서 물기를 막고 인화성이 있으므로 민간에서 여러 모로 쓴다.

⑩ **떡갈나무**

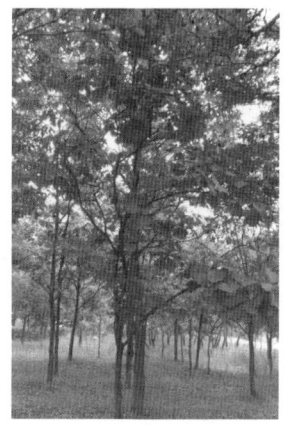

학명 : Quercus sentata Thunb.
성분 : 껍질과 열매에 타닌질과 녹말이 있다.
응용 : 껍질에 열매에 수렴과 지혈 작용이 있으며 씨는 이질과 설사에 쓴다. 민간에서는 열매 껍질 가루를 구루병에 쓰며 잎은 종양, 혈뇨, 부스럼, 혈변, 치질, 편충증에 쓴다. 껍질은 지사제로도 쓴다.

⑪ **옻나무**

학명 : Rhus verniciflura Stokes
성분 : 생옻은 우루시올, 고무질, 만니트로 구성되어 있다. 우루시올은 산화효소인 락카아제의 작용을 받아 공기 속 산소를 흡수하여 검은색 수지 덩어리가 된다. 열매에는 기름이

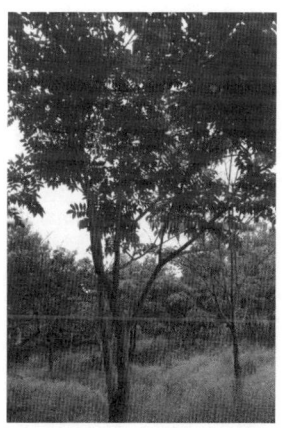

약 20% 들어있는데 주로 팔미트산, 올레산, 에이코잔-디카르복시산의 글리세리드이다. 옻은 피부염을 일으키는데 사람에 따라 감수성이 다르다. 감수성이 높은 사람은 옻나무 밑을 지나가거나 옻칠 그릇 가까이만 가도 피부염을 일으킨다. 일부 연구 자료에 의하면 옻 피부염은 우루시올에 의한 것이라고 한다.

응용 : 마른 옻은 통경약, 벌레약, 기침약으로 쓰는데 가루로 만들어 볶아서 쓴다. 편도염 때 마른 옻을 태워 연기를 들이마시기도 한다. 생옻은 옻 칠감으로 쓰며 열매의 기름은 옻랍이라 하여 무른 고약의 기초제, 초, 구두약 등을 만드는 데 쓴다. 마른 옻, 복숭아 씨, 대황 뿌리를 가루 내어 알약으로 만들면 어혈, 피부병, 상처 등에도 효과가 있다고 한다.

⑫ 유칼립투스

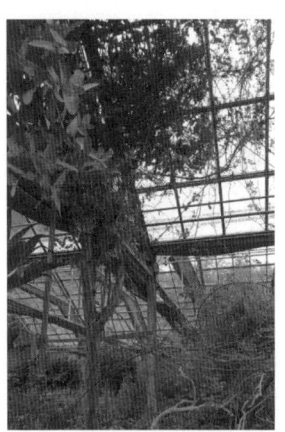

학명 : Eucalyptus globulus Labilla
성분 : 시네올, 피넨, 테르피네올, 타닌질
응용 : 항균, 소염작용이 있으며 기관지염. 폐렴. 류머티즘, 모기 퇴치, 창상과 궤양 등에 활용한다.

3

프로폴리스에는
무엇이 들어있을까?

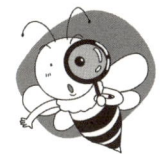

  벌이 나무와 식물에서 수집한 수지는 벌의 침샘 작용 등에 의해 벌집 내외부에서 프로폴리스로 변형된다. 수지는 프로폴리스의 거의 50%를 차지하는 주요 성분으로, 식물의 면역방어에서 중요한 역할을 하여, 나무가 상처를 입었을 때 상처를 봉합하기 위해 흘러나오는 것이 바로 수지이다.

  예수 탄생에서 동방박사들이 아기 예수에게 바친 선물에 수지가 있었다. 유향과 몰약에 항염증 작용이 있음은 널리 알려진 사실이다. 즉 식물에서 파생된 물질이 벌들에 의해 벌통에서 고도의 복합물질로 탄생하여 여러 가지 치료 작용을 하는 것이다.

모든 벌들이 프로폴리스를 생산하는 것은 아니다?

몇몇 열대지방의 벌들은 프로폴리스를 전혀 사용하지 않으며, 일부 벌은 프로폴리스 대신 밀랍을 사용하는 것으로 알려져 있다. 왜 어떤 벌들은 프로폴리스를 만드는데 다른 벌들은 그렇지 않은지에 대한 원인은 분명치 않다. 프로폴리스에 있는 항생작용이 필요치 않거나 다른 물질을 이용한다고 짐작한다. 쿠바의 연구자들에 의하면 서반구와 북반구의 프로폴리스 성분이 다른 경우도 있다고 한다.

프로폴리스에는 어떤 성분이 들어있을까?

프로폴리스의 주된 성분 두 가지는 수지와 밀랍이지만 그 외에 복합 미량원소가 발견되고 있다. 1990년 옥스퍼드의 그리너웨이는 프로폴리스에서 150가지 화합물질을 분리하였다. 최근의 조사에서는 새로운 화합물질이 30가지 이상 분리되었다. 또한 분석 장비의 개발로 프로폴리스에는 더 많은 원소가 있는 것으로 밝혀지고 있다. 프로폴리스 성분은 채취 장소, 기원식물 등에 따라 달라지며, 계절과 채취 시간에 따라서도 다양해진다.

프로폴리스에 들어있는 주요 화합물 5가지는 다음과 같다.

① **수지 : 45~55%**

주로 플라보노이드를 함유한다. 플라보노이드는 과일, 채소 등 식물 어디에서나 발견된다. 프로폴리스에는 플라보노이드가 대거 포함되어 있는데, 이는 프로폴리스의 '활성성분'으로 작용하여 특별한 약리작용의 주요 원인이 된다.

② **밀랍, 지방산 : 25~35%**

밀랍과 지방산의 대부분은 꿀의 밀랍에서 파생된다. 밀랍 역할은 경시되는 경향이 있지만 프로폴리스의 중요한 부분이며 미량원소와 함께 화상 치료 등에 중요한 역할을 한다.

③ **정유 : 10%**

프로폴리스에 들어있는 정유는 벌들이 채취한 식물군에 의존하는데, 미생물 약제실험에 의하면 세균과 곰팡이균 등을 죽이는 작용을 한다.

④ **꽃가루 : 5%**

프로폴리스에서 발견되는 소량의 꽃가루는 그 자체의 단백질 내용물이 원인이다. 꽃가루에서 16종의 아미노산을 발견한 연구결과가 있으며 여기에는 프로폴리스의 재생능력이 들어있다.

⑤ **광물질과 유기화합물 : 5%**

프로폴리스에서는 약 14종의 광물질 미량원소도 발견된다. 여기에는 철, 아연이 가장 보편적이며, 그 외에 금, 은. 세슘, 수은. 납도 있다. 1994

년 영국에서 팔린 프로폴리스에 납 수치가 높게 발견된 적이 있는데, 납 성분이 든 페인트로 벌통에 칠을 한 것이 오염 원인이 되었기 때문이었다. 그러나 프로폴리스 속의 납 성분은 수지에 의해 인체 내에서 제거된다고도 알려져 있다. 수지가 납과 수은에 친화력을 가지고 있는데 금속을 흡수하여 요도로 배설시키기 때문이다. 그러나 시중에서 유통중에 납 성분이 발견된다면 프로폴리스 시장이 치명타를 입을 것이다. 제조업체에서는 철저하게 검사를 필해야 한다.

최근에는 새로운 기술을 이용해 프로폴리스에서 납과 중금속 성분을 제거하기도 한다. 프로폴리스에는 다양한 유기화합물도 들어 있다. 연구에 의해 추가적인 성분이 더욱 발견됨으로써 프로폴리스의 생화학적 및 약리학적 신비함은 더욱 짙어졌다.

[아하! 그렇구나!]

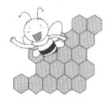

프로폴리스는 벌집에서 무슨 역할을 할까요?

면역과 항균

벌집 내부는 섭씨 35도, 90%라는 일정한 온도와 습도로 유지된다. 벌들은 오랜 세월 이와 같은 조건에서 번식하고 생존하였다. 벌 무리의 온도는 실제로 인간의 체온과 같은데, 벌집 내부의 온도와 습도를 유지하는 조건 하에서 복잡한 면역 방어 기전이 이루어지고 있는 것으로 알려져 있다. 이 역할을 하는 것이 바로 프로폴리스이다. 벌집 안에는 미로와 같은 통로가 있으며 통로와 입구는 프로폴리스 성분으로 이루어져 있다. 벌들은 이 통로를 통해 드나드는데 입구를 프로폴리스로 만들어 다른 무리의 벌이나 외부 곤충 등을 방어한다. 수지 성분의 소독과 항균 역할을 통해 세균 번식을 막는다. 프로폴리스는 비바람과 침입자, 빛을 차단하는 자연 요새 역할을 하며 벌집 내부의 공기 순환에도 이용된다.

침입자 방어

벌집에 침입한 개미나 곤충 시체는 프로폴리스에 의해 미라화된다. 달팽이, 개구리, 생쥐, 도마뱀 같은 작은 동물들도 침입할 수 있다. 예를 들어 쥐가 침입할 경우 침으로 공격하여 죽일 수 있지만 사체가 남게 되는데, 쥐의 사체로 인해 벌집 안에 세균이 번식할 수 있다. 이때 벌들은 프로폴리스를 바르고 밀랍 처리를 하여 세균 번식을 막는다. 즉 프로폴리스의 항생 작용을 이용해 외부 침입자를 중화 및 무력화시킨다.

건축 재료

벌집에서 프로폴리스의 가장 중요한 역할은 건축 물질로서의 역할이다. 벌들은 프로폴리스를 이용해 토목공사라 칭할 만한 건축 작업을 한다. 육각형의 벌집을 이루는 성분의 대부분은 밀랍이지만 나머지 부분은 프로폴리스로 구성되었다. 프로폴리스는 방과 방을 연결하고 벽을 강화하는 자연적 탄소섬유 작용을 한다. 또한 유충이 자라는 육아방과 꿀 저장고에는 프로폴리스 성분을 발라 내부 멸균 작용을 하게 한다.

살균 작용

벌집 내부의 순도 높은 수지 성분은 내부 표면에서 효과적인 살균 작용을 한다. 여왕벌이 알을 낳는 곳과 육아방은 무균이어야 하는데, 이때 일벌은 알이 있는 모든 방에 프로폴리스를 바르는 일을 한다. 프로폴리스는 덮개로 작용함과 동시에 습기가 마르지 않게 하며 밀랍 성분과 함께 항생과 항균 작용을 한다. 꿀 저장고에도 내부에 밀랍과 프로폴리스가 씌워져 있다. 이 성분은 인간의 기관지염 등에도 높은 효과를 나타내어, 꿀벌의 놀라운 재간과 지혜를 엿보게 한다.

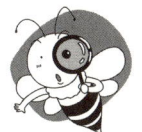

4

인류의 문명과 함께 한
프로폴리스

이미 오래 전부터 인류는 벌꿀과 프로폴리스의 치료적 효과 및 항생, 보존의 특성을 확실히 인식하며 이를 다양한 방면에 활용하였음을 수많은 기록과 유물을 통해 확인할 수 있다. 프로폴리스는 인류 문명의 역사와 함께 했다고 해도 과언이 아니다.

벌꿀과 프로폴리스의 효능을 알았던 고대 이집트와 주변 문명

고대 이집트에서는 제사장이 곧 과학자였다. 그들은 신을 모시며 자연계의 지식을 익혔고 이 지식을 화학, 공학, 약학, 농업에 활용하였다. 성경에 나오는 가나안의 땅, 즉 '젖과 꿀이 흐르는 땅' 역시 그곳이 농업과

목축을 하던 지역이었음을 일컫는다. 꿀벌의 양식이 풍부했다는 증거다. 자연을 세밀하게 관찰하는 고대 이집트인의 능력은 현존하는 벽화에 있는 꿀벌의 해부학 그림으로도 확인할 수 있다.

기원전 3500년 전후로 이집트는 한 사람의 통치자에 의해 통합되었고, 갈대는 하류층 이집트 통치를, 벌은 상류층 이집트 통치를 나타내는 상징으로 쓰였다. 벌과 갈대를 결합시킨 것은 두 세력의 정치적 동맹을 뜻한다.

이집트 사람들은 벌꿀에서 얻은 프로폴리스를 활용할 줄 알았다. 그들은 사람이 죽으면 내세에 환생하기 위해 육체를 보존해야 한다고 믿고 미라를 만들었는데 이 미라를 만드는 과정에서 벌꿀과 프로폴리스, 밀랍을 사용했던 것이다. 고대인이 사용한 프로폴리스의 항생 및 보존 성질을 증명해준 것 중 하나는 수천 년 동안 보존되었던 벌통에서 발견된 쥐의 미라였다. 또한 시신을 꿀에 보존하고 관을 밀랍으로 봉하였다는 고대 기록 및 그림이 있다. 봉인된 벌꿀 항아리 안에는 고대인의 머리카락이 발견되었고, 어린 아이의 시신이 온전한 채로 발견되기도 했다. 고대 이집트인은 꿀과 프로폴리스에 치료약으로서의 효능이 있다는 것도 알고 있었다.

이집트뿐만 아니라 바빌로니아인들도 시신 보존에 벌꿀을 사용하였으며, 아시리아에서도 시신을 묻을 때 벌꿀과 밀랍을 사용했다. 알렉산더 대왕은 자신이 죽은 후 시신을 벌꿀에 묻어 달라고 하였는데 이는 꿀과 프로폴리스의 보존 성질을 인식했다는 뜻이다. 고대 시리아의 의학서에는 프로폴리스의 항생제 효능에 대한 기록이 남아 있다. 이러한 고대 기록들은 프로폴리스의 면역 및 생존저장고 역할을 인류가 일찍이 발견했음을 알려주는 증거다.

프로폴리스의 치료적 효과를 인식한 그리스와 로마

고대 그리스인 역시 이집트와 마찬가지로 시체 방부처리를 위해 꿀을 사용했다. 고향에서 멀리 떨어진 곳에서 싸우다 죽은 군인들의 시신에 이용된 것이 꿀이었다. 스파르타의 왕이 전쟁터에서 사망했을 때도 그 시신을 꿀을 이용해 보존하였다. 군인들도 꿀을 치료약제로 활용했다. 그리스 철학자 데모프리토스는 사망한 후에 꿀에 보존되었으며 아리스토텔레스는 꿀벌 연구가이기도 했다.

고대 그리스에서는 농경 활동 중 양봉을 일찌감치 채택했다. 기원전 400년 무렵에 이미 아티카는 벌꿀로 유명한 지역이었고 그곳 사람들은 벌꿀의 의학적 효능을 인식했다. 현대의학의 아버지 히포크라테스도 프로폴리스의 의학적인 특성을 활용하여 상처와 궤양의 치료를 위해 프로폴리스를 처방하였다. 또한 그리스인들은 절묘한 향을 내는 방향제 제작에 프로폴리스를 원료로 사용하기도 했다.

고대 로마에서는 양봉기술이 매우 발달했고 프로폴리스에 대한 학자들의 연구와 저서가 많았다. 특히 로마의 정치가이자 박물학자인 플리니우스는 벌과 프로폴리스에 대한 방대한 지식을 연구하고 저서로 남겼는데, 프로폴리스의 형태 분류와 의학적 특성에 대해서도 깊이 연구했다.

그리스의 약학자 디오스코리데스도 벌꿀과 프로폴리스의 질병 치료 방법에 대해 자주 언급하였다.

치료 목적으로 프로폴리스를 활용한 아랍과 유럽

아랍 국가들도 벌꿀의 의학적 특성에 대해 잘 알고 있었다. 벌의 종교적인 의미 및 치료적 특성에 대한 언급이 아랍의 고대 기록에 많이 남아 있는데, '꿀은 질병을 치료하고 코란은 마음의 병을 치료한다.' 라는 말이 있을 정도로 벌꿀의 효능을 중시하였다. 또한 검은 밀랍, 즉 프로폴리스에 대한 의학적 언급도 남아 있다.

유럽으로 건너가면 식물 진액의 항염 효과와 아울러 벌꿀을 통해 얻는 프로폴리스에 대한 언급이 영국의 옛 문헌에 등장한다. 특히 러시아 지역에서 프로폴리스는 널리 알려진 자연 치료제였다. 아랍의 영향을 많이 받은 조지아 지역에서는 이미 13세기 의학서에 충치 치료에 프로폴리스를 활용했다는 기록이 나온다. 조지아에서는 관절염이나 농양의 고름 제거, 호흡기 질환에도 프로폴리스를 사용했다.

5

프로폴리스,
현대의학과 만나다

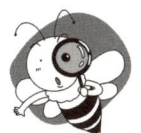

　인류는 자연에서 얻는 식물이나 각종 천연 재료를 질병 치료에 활용했다. 18세기 중반 무렵부터 의학과 과학이 급속히 발달하면서 수천 년간 축적되어왔던 옛 지식들을 비과학적이라며 부정하는 경향도 나타났다. 그러나 수천 년간 인류와 함께 했던 프로폴리스는 현대에 이르러 다시 그 효능을 과학적으로 인정받으며 더욱 각광받고 있다.

전통 천연 약제 vs 현대의 화학적 합성 의약품

　서양의학에서는 의약 면허 제도가 출현하면서 자연에서 얻는 식물 이약의 사용이 급격히 감소되었다. 각종 질병의 치료나 예방을 위한 의약품이 개발되었는데, 여기에는 모든 질병이란 특정 바이러스, 세균, 곰팡이 등이 원인이라는 확신이 깔려 있었다. 새로이 개발되는 신약은 화학적으로 실험되고 임상시험을 거쳐 안전이 보장되어야 했다. 또한 각종 부작용에 대해서도 염두에 두어야 했다.

반면 전통적으로 이어져 내려온 민간 의약은 '대체의학' 혹은 '천연약제'와 같은 명칭이 붙었는데 여기에는 정식 약제에 비해 하위의 약제, 효과가 명확하지 않은 약제라는 의미가 깔려 있었다. 천연 약제를 환자들이 안전하기 사용하기 위해서는 과학적인 분석이 필요하다고 여겨졌다. 거대 제약회사가 등장하면서 전통적인 천연 약제를 견제하는 경향이 나타났는데 그 예 중 하나가 프로폴리스였다.

프로폴리스 효능을 일찍 확신했던 동유럽과 러시아

서양에서 프로폴리스를 비롯한 자연의약을 인정하지 않은 후에도 동유럽과 러시아에서는 효능에 대한 믿음이 여전히 이어졌다.

동유럽 국가들의 경우 양봉은 항상 중요한 농업분야였고, 그중 프로폴리스는 꿀벌 생산의 부산물로 가치가 있었다. 카프카스 산맥 지방의 야생벌은 혹독한 대륙성 겨울에 생존하기 위해 대량의 프로폴리스를 생산했는데, 이 지역 사람들은 오래 전부터 프로폴리스를 감기, 기침, 폐질환, 화상과 상처, 치과 치료 등에 광범위하게 활용했다. 보아 전쟁 당시에는 남아프리카에서 상처 및 외상 치료를 위해 프로폴리스를 두루 활용했다.

러시아의 군대에서는 부상당한 군인의 절단 부위에 벌통에서 긁은 부스러기를 사용했는데 여기에 프로폴리스 성분이 함유되어 있었다. 이후 현대 과학의 접목과 더불어, 2차 세계대전 당시 러시아의 의사가 상처 치료에 프로폴리스 연고를 사용하였고, 이후 프로폴리스의 항균 성질에 대한 과학적 연구가 이루어졌다.

19세기 유고슬라비아에서는 교회에서 일하던 한 페인트공이 다리에 궤양이 생겨 감각을 상실할 정도로 증상이 심해졌는데 이 부위에 벌꿀과 프로폴리스를 바르고 붕대를 감았다가 며칠 후 붕대를 풀자 궤양이 없어지고 다리의 감각이 살아났다는 일화가 전해진다.

필자가 2008년 수출을 하고저 바이어 상담 차 카자흐스탄에 갔을 때 프로폴리스 원괴를 시장에서 판매하는 것을 목격하였다. 이를 통해 이 지역의 일반 가정에서도 프로폴리스에 보드카(술) 등을 붓고 침출한 후 상처에 바르거나 단방약으로 사용하고 있음을 알 수 있었다.

프로폴리스를 재발견한 서구권

서양에서는 1960~70년대 무렵부터 천연치료나 건강식품 효능을 믿는 관계자들을 중심으로 프로폴리스에 대한 관심이 부흥했다. 1970년대 덴마크 어거드에 프로폴리스의 통증, 부종, 감염증 등 만성질환 치유 효과와 항균능력에 대한 과학자의 연구서가 발간된 이후 항생물질로서 프로폴리스의 효과가 알려졌고, 프랑스 쇼빈에 의해 프로폴리스의 살균 효과와 더불어 자연이 면역력에 대한 해답을 가지고 있다는 주장이 제기되었다. 이로 인해 서양에서 프로폴리스에 대한 과학적 관심이 부흥한 계기가 되었다.

미국에서는 1960년대 후반 위스콘신의 양봉인이 프로폴리스 생산품을 만들기 시작했고, 아리조나의 로이든 브라운은 공군으로 영국 주둔 당시 벌꿀의 효능을 접한 후, 전쟁 후 1976년에 벌꿀, 로열젤리, 프로폴리스 생산 회사를 세웠다. 영국의 약초학자 레이 힐은 프로폴리스의 재발견에 대한 저서를 냈고, 이후 미국, 독일 등지에서 벌꿀 생산품의 의학적 특성에 대한 저서들이 연달아 발간되었다. 1980년대로 오면서 프로폴리스는 강력한 자연의약의 하나로써 다시 인식되었다. 예방의학자 존 다이아몬드 박사는 1970년대 말 프로폴리스의 의학적 효능에 대해 주장하였다. 이 시기부터 프로폴리스는 건강식품 및 대체의학의 형태로 서양에서 각광받았으며, 1990년대에 들어서 본격적인 과학적 검증 및 약리학적 효과와 임상 연구가 활발해졌다.

동의보감과 본초강목에도 나오는 우리나라의 프로폴리스

프로폴리스의 국내시장 규모는 약 200억 원(식약청 통계)에 이르며, 일본의 경우 300억 엔 규모(2005년 통계)에 이를 정도로 큰 시장을 이루고 있다.

우리나라에서는 동의보감 탕액편에 노봉방(말벌집)이 등장하며, 본초강목에서도 벌집이 풍을 물리치고 해독, 종기를 없애며 통증을 억제하는 효능이 있다고 하였다. 현대에서는 한의사 석영환이 그의 저서 〈생명을 살리는 북한의 민간요법〉에서 북한에서는 꿀을 집집마다 상비약처럼 지니고 화상, 피부염, 빈혈, 고혈압, 대장균, 파상풍, 기침, 항염 치료에 사용한다고 기술하였다.

1985년 나고야 국제양봉대회를 계기로 국내에도 프로폴리스 효능이 알려지면서 벌꿀뿐만 아니라 프로폴리스 채취 및 연구가 본격화되었다. 학계에서도 연구가 이어져 현재 35편 이상의 학위논문이 나와 있으며, 최근에는 웰빙 트렌드와 함께 프로폴리스 관련 제품이 봇물을 이루어 전문 쇼핑몰과 건강식품 매장을 통해 일반인에게 각광받고 있다.

필자도 그 시절 나고야 국제양봉대회의 세미나에 참석하여 프로폴리스의 효능을 자세하게 알았으며 그때부터 관심을 갖고 연구활동을 하여 왔다. 프로폴리스 전문회사인 모리카와 건강당의 구마모토 공장을 두 차례 방문하여 가보팜스와 상호교류 후 기술제휴도 하게 되었다. 1994년 목포대학교와 산학연을 통해 기술축적을 하여 업계에서 선두주자로 프로폴리스 연질캡슐을 제품화하였다.

이러한 꾸준한 연구활동을 토대로 1995년 4월 18일 목포대학교와 공동으로 광주 무등 파크호텔에서 B10 프로폴리스 연구발표회를 학계, 관계기관, 업계의 관계자들을 모시고 발표회를 갖고 프로폴리스의 위력을 발표하여 MBC '전국은 지금'에 방영이 되어 프로폴리스가 무엇인가에 대한 효능을 알리기 시작했다.

이때만 해도 우리나라 사람들은 프로폴리스가 무엇인지 몰랐고 양봉농가도 관심이 별로 없었다. 그 이후 서서히 양봉농가들로부터 붐이 일어나고 알코올에 침출하는 민간요법이 시작되었다. 그런데 제조방법이 제각각이라 문제가 있어 그 이후 프로폴리스 침출방법과 비율 등을 제대로 알아야만 민간요법에 도움이 되겠다는 생각을 하였다. 목포대학교와 가보팜스가 산학연을 통해 제조공정의 기초를 확립한 것을 바탕으로 전라남도 농촌진흥청, 타 시군 등의 도움을 받아 양봉농가들에게 수십 회에 걸쳐 교육을 시킨 바 있다.

양봉농가가 생산하여 민간요법으로 자가 사용하는 데는 문제가 없으나 판매를 하려면 건강기능식품 허가를 얻거나 식약처 GMP 인증을 받은 업체에서 위탁생산을 해야 한다. 또한 판매신고와 건강기능식품 교육을 필해야만 한다. 왜냐하면 프로폴리스 지표물질인 플라보노이드 함량이 적합해야 하고 납 성분, 항생제 등의 규격기준에 맞춰서 시험성적을 필해야만 안전성을 지킬 수 있기 때문이다.

따라서 판매를 하지 않고 자가 민간요법으로 사용하더라도 성분검사를 반드시 하여 플라보노이드 기준함량도 확인하여 보고 특히 납이나 항생제가 나오는 경우가 간혹 있기 때문에 반드시 식약처 규격기준에 맞는지 검사하여 섭취하기를 당부한다.

제 3 장

프로폴리스의 주요 약리작용

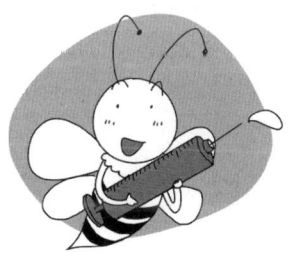

프로폴리스에서 발견한
건강의 열쇠

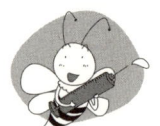

    벌의 생존에 없어서는 안 될 역할을 하는 프로폴리스는 이미 인류의 역사와 현대의학에 의해 인간에게도 중요한 약리학적 작용을 한다는 것이 증명되었다.

    실제로 현대 의학과 생화학에서는 세균, 바이러스, 곰팡이를 파괴하는 열쇠를 순수 자연적인 생산물인 프로폴리스에서 찾고 있다. 병원 수술실보다도 완벽한 벌집 내부의 놀라운 무균 상태를 가능케 한 프로폴리스, 그 안에 어떤 성분이 함유되어 있으며 어떠한 작용을 하는지에 대해 수많은 과학자와 연구자들이 끊임없이 연구결과를 내놓고 있다.

프로폴리스에는 무엇이 들어 있을까?

영국 카디프에 있는 국제꿀벌연구소에서는 1973~1994년 사이에 프로폴리스의 화학 성분에 대한 다양한 연구와 조사를 하였다. 프로폴리스는 약 150종의 생화학적 물질을 포함하고 있으며 매년 새로운 성분들이 발견되고 있다. 프로폴리스의 화학적 구성 성분은 지역, 주변 식물, 기후, 벌의 종, 계절, 시간대 등에 따라 다양하다. 그러나 여러 지역에서 공통적으로 발견되는 유사한 약리학적 특성도 분명히 가지고 있다. 프로폴리스의 약리학적 특징 파악은 프로폴리스의 의학적 활용으로 연결되는 것이기에 매우 중요하다. 프로폴리스의 화학적 성분은 크게 4개 그룹으로 분류할 수 있다.

1. 밀랍
밀랍은 불활성화된 화학성의 사슬 탄화수소라고 할 수 있다. 밀랍은 프로폴리스의 주요 성분이기는 하지만 프로폴리스를 의학적으로 사용하기 위해서는 밀랍 성분을 제거하여 추출해야 한다.

2. 휘발성 성분
프로폴리스의 방향성은 휘발 성분 때문이다. 휘발성 성분은 온대지방보다는 열대지방의 프로폴리스에 더 많이 포함되어 있고 유의한 생리적인 작용도 더 많이 가지고 있다.

3. 페놀 화합물

식물계에 널리 분포되어 있는 항산화물질의 하나다.

4. 플라보노이드

꽃이 피는 거의 모든 식물군에서 발견된다. 플라보노이드의 12종은 프로폴리스에서 분리하였는데, 식물의 플라보노이드는 프로폴리스로 바뀌었을 때 미묘한 생화학적인 변화를 보인다.

이는 벌의 침샘에 있는 효소 작용의 결과인 것으로 짐작된다. 프로폴리스 내에 있는 플라보노이드 함량은 10~20% 범위이고 프로폴리스 안에서 가장 큰 단순 생화학적 그룹을 형성한다.

프로폴리스에서 발견되는 플라보노이드는 비배당체, 즉 당과 결합하지 않는 구조이다. 프로폴리스 내의 플라보노이드가 식물과 다르게 변화하는 것은 벌의 효소 작용 때문이며 여기에서 프로폴리스의 치료적 성질이 설명된다. 실제로 꽃가루 속에 들어있는 플라보노이드 함량이 0.5%, 벌꿀은 0.006%인데 반해 프로폴리스에는 10% 함량에 이른다는 조사 결과가 있다.

우리나라에서 수집된 프로폴리스의 경우 플라보노이드 함량이 최저 5.3mg g-1에서 최고 51.7mg g-1이었다는 연구 결과가 있다.

[아하! 그렇구나!]

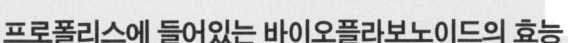

프로폴리스에 들어있는 바이오플라보노이드의 효능

플라보노이드는 흔히 바이오플라보노이드(Bioflavonoids)라고도 하는데, 비타민P라고도 불리는 바이오플라보노이드는 주로 비타민C가 풍부한 과일, 채소의 천연색소에 함유되어 있다. 항암, 항염, 히스타민 억제, 심혈관계 질환 개선, 노화 방지, 독성 제거 등 다양한 역할을 하는 바이오플라보노이드에 대해 최근 전 세계 의학계와 과학계에서 뜨거운 관심과 다양한 연구를 지속해왔다. 수많은 임상실험에 의하면 바이오플라보노이드는 고혈압, 호흡기 질환, 출혈, 간경화 등에 효과가 있는데, 바로 프로폴리스에 바이오플라보노이드가 함유되어 있다.

프로폴리스 내의 바이오플라보노이드는 바이러스 주변을 둘러싼 단백질 막을 불활성화 상태로 유지시켜 바이러스 감염을 방어하는 효과를 가지고 있다. 벌통 속의 벌들이 외부 침입자를 처리하는 방식과 마찬가지로, 프로폴리스 속의 바이오플라보노이드도 바이러스를 봉인하여 생체 내에서의 바이러스 활동을 막는 것이다. 이는 바이러스를 파괴하는 것보다 오히려 더 쓸모없게 만들어버리는 작용이며, 질병을 파괴하기보다 오히려 신체의 균형을 통해 생체를 유지시키려는 자연의학의 속성과 일맥상통한다. 면역이란 반드시 파괴를 통해서만 가능한 것은 아니기 때문이다.

연구에 의하면 프로폴리스 내의 바이오플라보노이드는 효소의 작용을 봉쇄한다는 점에서 아스피린의 역할과 거의 비슷하다. 그러나 프로폴리스는 아스피린과 같은 부작용이 없기 때문에 더 장점을 가지고 있다. 바이오플라보노이드가 알러지 예방 효과가 있는 것도 같은 원리이다. 알러지는 조직 호르몬인 히스타민이 원인물질 때문에 누설되면서 생기는 증상인데, 프로폴리스 내의 바이오플라보노이드는 이 물질의 누출을 차단하는 작용을 한다. 또한 프로폴리스의 바이오플라보노이드는 여러 치과 질환, 특히 치은염, 구강 궤양, 구내 감염성 출혈에 효과가 있는 것으로 알려져 있다. 염증 원인물질의 생산을 차단할 뿐만 아니라, 구내 혈관 벽을 강하게 하는 효소 형성을 자극한다.

이처럼 프로폴리스의 항균, 항염 같은 약리학적 효과는 프로폴리스에 들어있는 바이오플라보노이드의 차단, 봉인, 강화를 통한 질병 방어 작용에서 나온다.

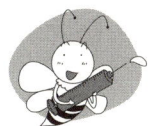

프로폴리스의
대표적인 효과 Best 10

① 마취, 진통

프로폴리스의 가장 흥미로운 효능 중 하나는 바로 마취와 진통 효과이다. 실제로 민간요법에서 프로폴리스는 상처, 화상, 특히 입 안의 궤양으로 인한 극심한 통증을 줄이기 위해 사용되었다.

1957년 러시아 프로코비치 박사는 실험을 통해 프로폴리스의 토끼 각막 마취 효과가 코카인 또는 프로카인보다 더 강하다는 학설을 세웠고, 1973년 불가리아의 수의연구소에서도 프로폴리스의 마취 효과를 확인하는 등, 프로폴리스의 에탄올 추출물에 국소 마취 혹은 진통 효과가 있다는 동물실험 연구결과가 이어졌다.

② **항알러지**

  합스텐(Havsteen)의 연구에 의하면 바이오플라보노이드 성분은 알레르겐에 부착하여 히스타민에 의한 알레르기 반응 작용의 원인을 차단하고 억제하는 역할을 한다고 알려졌다. 다양한 임상실험을 통해 프로폴리스의 다양한 항알러지 효과가 증명된 바 있다.

③ **항세균**

  세균이란 몸이 하나의 세포로 이루어진 하등 미생물이다. 현재까지 2,000여 종이 알려져 있으며, 자랄 수 있는 생육 조건에는 양분 및 적정 온도(섭씨 20도 이하의 저온성 세균, 중온성 세균, 섭씨 55~60도에서 자라는 고온성 세균), 습도 및 산소(산소를 필요로 하는 호기성 세균, 산소가 없어야 하는 혐기성 세균) 등이 있다. 세균은 땅, 물, 공기, 사람의 몸속 등 어느 곳에나 성장 번식이 가능하다.
  인간의 식품에 들어있는 유용한 세균이 있는가 하면 결핵, 콜레라, 파상풍 등 여러 질병을 일으키는 병원성 유해 세균이 있다. 항세균 작용이라 할 때의 세균은 주로 병원성 세균을 말한다. 인체는 병원성 세균이 침입하면 기본적으로 면역계에서 방어하지만 효과적으로 방어를 하지 못하는 경우 여러 가지 질환이 나타난다. 항세균 작용이란 병원성 세균의 발육을 저지하는 작용을 말한다.

대표적인 항생제인 페니실린은 20세기 초 세계대전 중에 대량 사용되면서 수많은 생명을 살렸으나, 불과 1년 만에 페니실린을 무력화 하는 내성균이 나타났다. 이후 수많은 항생제가 개발되었지만 그때마다 새로운 내성균이 출현하였다. 내성균이란 특별한 항생제에 대하여 살아남고 저항하는 힘을 얻게 된 세균(슈퍼 박테리아)을 말한다.

　　항세균은 지금까지 알려진 프로폴리스의 효능 중 가장 많이 조사되고 알려져 있는 효능이다. 특이한 점은 프로폴리스의 내성균은 아직까지 알려진 것이 없다는 점이다. 프로폴리스는 적은 농도로도 항세균 작용을 할 뿐만 아니라 식품의 맛과 색깔을 불쾌하게 만들지도 않으며 독성도 없는 것으로 알려졌다.

　　동유럽과 서유럽의 여러 국가, 미국 등지에서 프로폴리스의 항세균 효과에 대해 수십 년간 연구를 거듭했으며, 이후 프로폴리스의 결핵 치료제로서의 가능성, 페니실린보다 넓은 범위의 항세균 효과, 프로폴리스 투여 결과 장내 세균 증식이나 융모 위축이 현저하게 감소한 것을 발견한 실험 결과, 불가리아산 프로폴리스가 브라질산에 비해 살균 효과가 더 크다는 실험 결과, 우리나라 경남 지역에서 채취한 프로폴리스가 특히 그람양성균에서 높은 활성을 나타낸 연구 결과 등 전 세계 및 국내에서도 프로폴리스의 항세균 작용에 대한 다양한 실험과 연구가 이어져왔다. 특히 러시아에서는 수의연구소 등을 중심으로 서구권보다 이른 시기인 1947년부터 프로폴리스의 항세균 특성에 대해 조사함으로써 프로폴리스를 '러시아인의 페니실린'으로 알리게 된 계기가 되었다.

> ※ 그람양성균 & 그람음성균이란?
>
> 세균이 염색되는 성질에 근거하여 두 분류로 나눈 것으로, 염색결정을 흡수한 후 보라색을 지니는 균을 그람양성균(gram-positive), 보라색을 지니고 있지 않는 균을 그람음성균(gram-negative)이라 한다. 포도상구균 · 연쇄상구균 · 폐렴균 · 나병균 · 디프테리아균 · 파상풍균 · 탄저균 · 방선균 등은 그람양성균에 속하며, 살모넬라균 · 이질균 · 티푸스균 · 대장균 · 콜레라균 · 페스트균 · 임균 · 수막염균 · 스피로헤타 등은 그람음성균에 속한다. 프로폴리스는 그람양성균 종류에 80% 이상, 그람음성균 종류에는 20% 정도에 영향을 미치는 것으로 알려져 있다.

④ 항곰팡이

근래에 다른 균에 비해 곰팡이 문제가 전 세계적으로 기하급수적으로 커져왔다. 화학약제 또는 합성약제의 치료는 내성 문제로 인해 오히려 어려움을 증폭시킬 뿐이었다. 곰팡이는 환경 순응이 빨라 화학 또는 합성약품에 빨리 적응하여 오히려 더 강해지기 때문이다. 또한 아무리 좋은 신약을 개발해도 면역반응기전에 관여하고 여러 부작용의 원인이 되었다. 그런데 프로폴리스는 부작용 없이 탁월한 항곰팡이 작용을 한다는 것이 밝혀졌다.

프로폴리스의 항곰팡이 효과에 대한 연구는 20세기 중후반부터 현재까지 유럽과 서구권을 중심으로 활발하게 지속되었다. 1973년 체코슬로

바키아(Vechet)에서는 프로폴리스가 12종의 미생물에 대해 페니실린 또는 살진균제와 같은 효과가 있음을 밝혔고, 이어서 1975년 Cizmarik는 에탄올 추출 프로폴리스가 60종의 균주 성장을 억제한다는 사실을, 이듬해에는 피부사상균과 버짐의 원인이 되는 곰팡이 미생물 및 38종 균주 억제 효과가 있음을 밝혔다.

1977년 폴란드 스타직(Starzyk) 등은 에탄올 추출 프로폴리스가 트리코모나스 및 톡소플라스마 원충을 죽인다는 것을 발견함으로써 프로폴리스가 화농성 질 감염 치료에 탁월한 효과가 있음을 밝혔다.

1979년 독일 메트즈너(Metzner)는 프로폴리스의 외부 곰팡이 감염 억제 효과를 발견했고, 1982년에는 크로아티아 Pepeljnjak는 프로폴리스가 호흡기관 곰팡이 성장을 억제하고 독소를 감소시키는 작용을 한다는 것을 알아냈다. 1987년 프랑스 밀레 끄레르(Millet Clere)는 인체에 감염되는 4종의 곰팡이에 대해 프로폴리스가 다른 항진균제보다 더욱 효과적이라는 것을 밝혔고, 1989년 체코 밀레나(Milena)는 알코올 추출 프로폴리스가 17종의 병원성 곰팡이에 대해 강한 항곰팡이 작용을 한다는 것을 발표했다.

이후 2000년 Ota 등은 칸디다균에 대한 프로폴리스의 항곰팡이 작용, 2005년 Silici 등은 프로폴리스의 채취 지역과 꿀벌의 종류에 따른 피부사상균의 항곰팡이 작용 차이, 2006년 아르헨티나 키로가(Quiroga) 등은 프로폴리스가 합성 항곰팡이제에 비해 세포 독성은 낮은 반면 항곰팡이 작용은 효과적이라는 것을 밝히는 등 전 세계 여러 국가의 연구소에서 프로폴리스의 탁월한 항곰팡이 효과에 대한 풍부하고 다양한 연구 결과를 도출해냈다.

⑤ 항염증

　염증 반응이란 세포막이 파열되고 지방산이 생산되어, 모세관으로부터 혈액이 누출됨으로써 피부 조직이 붉어지고, 히스타민을 방출하며, 통증을 일으키고 체액이 고이는 과정을 뜻한다. 염증 과정은 천식, 건선, 성인호흡고통증후군, 알러지 비염, 통풍녹내장, 류머티즘 관절염, 편두통, 염증성 장염, 치은염과 구강궤양을 포함한 다양한 질병을 일으키는 주요 인자라고 할 수 있다.

　1995년 합스텐(Havsteen)의 조사 결과에 의하면 프로폴리스의 소비자 70%는 염증으로 인한 건강 문제를 치료하기 위해 프로폴리스를 사용했다. 그중 39%는 관절염, 류머티즘 근육통증에는 사용하였고, 18%는 천식과 기관지염에, 10%는 습진과 건선과 같은 피부질환에 프로폴리스를 사용하였다. 그만큼 프로폴리스의 항염증 효과가 널리 인식되었다고 할 수 있는데, 프로폴리스의 항염증 효과에 대한 연구는 이미 1970년대부터 활발히 이뤄져왔다. 1979년에 오이타(Oita) 등이 프로폴리스의 항염증 및 방부 특성을 활용한 염증 치료제품 생산에 대한 특허가 등록된 이후, 흰쥐 실험을 통해 프로폴리스가 류머티즘 열과 염증을 감소시키는 역할을 한다는 것이 밝혀졌다.

　이후 1990년대에도 프로폴리스의 체내 항염증 효과에 대한 연구 결과가 속속 발표되었는데, 일반적인 항세균제나 항곰팡이 약제에 비해 프로폴리스는 부작용이 없을뿐더러 기존의 항염증제와 달리 항산화작용을 동반하는 우수한 자연약제임이 밝혀졌다.

⑥ **항방사선**

오늘날 방사선은 원자력발전소의 존재와 핵무기의 잠재적인 위험성뿐만 아니라 X선을 비롯한 여러 형태로 우리 주변을 둘러싸고 있다. 그런데 1989년 폴란드와 캘리포니아의 쉘러(Scheller) 등 공동연구에 의하면, 감마 방사선에 노출된 생쥐에게 프로폴리스를 제제를 주사한 결과, 주사하지 않은 생쥐는 12주 이내에 폐사한 반면 프로폴리스를 투여한 생쥐의 백혈구는 정상치에 가까워졌다는 실험결과를 얻었다. 이는 프로폴리스의 항산화작용과 더불어 항방사선 효과가 있다는 것을 밝혀낸 연구였다. 우리나라에서도 프로폴리스의 항방사선 효과에 대해 연구한 바 있는데, 2007년 한국원자력연구원 방사선 생명공학연구센터 조성기의 연구에 의하면, 감마선에 의한 골수세포 염색체 및 조혈계 손상에 있어서 프로폴리스가 50% 이상의 억제 효과가 있었다. 이를 통해 프로폴리스에 항방사선 효과가 분명히 있음을 알 수 있다.

⑦ **항산화**

인체에서 산화작용이 적절하게 억제되지 못할 경우 암, 심장질환, 관절염과 그 외 여러 가지의 퇴행성 질환이 발생하게 된다. 산화작용을 부추기는 원인으로는 스트레스, 감염, X선, 환경오염과 영양부족 등 다양하다. 그래서 근래에는 항산화물질에 대한 일반인과 학계의 관심이 대단히 높다. 프로폴리스의 여러 효과 중 가장 두드러지는 것 중 하나가 바로 강력한 항산화작용인데, 이는 국내외 수많은 연구결과를 통해서도 수차례 증명되었다.

2001년 일본 나가이 Nagai 등의 연구에 의하면 **프로폴리스〉로열젤리〉메밀꿀〉일본산벌꿀〉혼합꿀〉아까시꿀〉** 시판 꿀의 순서로 항산화효과가 높았다. 2002년 연세대학교 생명공학 전공 손영록의 석사학위논문에서는 에탄올 추출 프로폴리스의 유해 미생물 감소 실험결과를 통하여 프로폴리스의 식품보존제 개발 활용이 가능함을 시사하였다. 2004년 안목련 등은 국내 여러 지역에서 채취한 프로폴리스의 항산화효과 차이에 대한 실험이 진행되었는데, 칠곡, 청주, 거창, 무주, 포천, 상주 중에서 청주산 프로폴리스가 항산화 화합물이 가장 많이 포함되었다는 흥미로운 결과가 나왔다.

살아있는 미생물 내에서의 항산화성 효과에 대한 연구는 1980년대부터 동유럽과 러시아를 중심으로 활발히 이루어졌다. 1986년 러시아에서 프로폴리스가 살모넬라균에 대한 항산화효과가 있음을 밝힌 바 있으며, 이후 쿠바의 양봉 연구소와 뮌헨 연구소, 리투아니아 연구소, 모스크바 대학 등지에서도 프로폴리스의 항산화 특성을 다양하게 밝혔다.

프로폴리스의 항산화 작용은 현대인의 건강에 있어서 프로폴리스의 가치를 더더욱 높여주며 대중적, 상업적으로도 각광을 받고 있다.

⑧ 보존성과 방부성

1976년 러시아 국제양봉사육연구소에서 랴잔(Ryazan)은 프로폴리스 추출물이 양어장 물고기를 냉장보존함에 있어서 합성보존제보다 2배 이상의 효과를 보인다는 것을 발견했다. 1980년 이집트 데숙(Dessouk)은 냉동육에 대해 비슷한 연구를 진행하는 등, 프로폴리스에서 추출한 물질이 합성제품에 못지않게 식품 보존 효과가 탁월하다는 연구 결과들이 나왔다. 프로폴리스의 식품 보존 효과는 곧 상업적 잠재력으로 이어져 일본에서 2개의 특허가 나오기도 했는데, 식품 자체에 혹은 식품 포장에 프로폴리스를 활용할 수 있게 되었다.

보존성과 더불어 방부 성질은 벌집 내에서의 프로폴리스의 작용을 떠올리면 쉽게 유추할 수 있다. 이 영역에서 가장 흥미있는 연구는 1989년 이탈리아 파니찌(Panizzi)가 수행하게 되었는데, 에어졸 형태로 만든 프로폴리스를 공공지역(교실, 실험실, 도서실)에 분무한 결과, 공기 중의 미생물의 숫자를 93%까지 감소시킨 것으로 나타났다.

⑨ 항암

일본의 미조구치 가즈에 의학박사는 치과의사로서 평생 일반 의료업에 종사하였다. 그녀는 말년인 1984년에 유방암 말기 환자로 수술을 받았으나 폐의 3/4까지 전이되어 3개월의 시한부 선고를 받은 상태였다. 이후 현대의학의 치료를 거부하고 일본에서 최초로 프로폴리스를 섭취한 후 건강을 회복하고 사회에 복귀하였다. 프로폴리스의 가능성을 확신한 그녀는 그 후 7년 동안 브라질산 프로폴리스의 연구와 홍보에 전력을 쏟았다. 그 결과 브라질 정부로부터 평생훈장인 '안쉐타 상'을 수여받았다. 그녀의 저서 〈벌이 가져다 준 신비의 프로폴리스로 암을 고친다〉에는 자신이 체험한 프로폴리스의 놀라운 항암 효과는 물론 류머티즘과 자궁암, 화상 환자의 완치 사례도 소개되어 있다.

일찍이 프로폴리스를 통한 암의 성공적인 치료에 대한 일화들은 널리 알려져 있다. 약리학적인 연구 사례는 적은 편이었으나 근래에는 활발히 진행되고 있다. 1988년 미국 그런버거(Grunberger)와 독일 코니그(Konig) 등은 프로폴리스의 항암 특성 연구를 진행한 것을 비롯, 여러 국가에서 프로폴리스가 암세포에 대한 세포억제 효과와 종양증식 억제효과를 보인다는 연구결과를 발표하였다. 1992년 도쿄 국제건강연구소에서 마즈노(Matsuno) 등은 브라질산 프로폴리스의 암세포 억제 효과를 밝혀낸 것을 비롯, 1998년 우리나라의 이현수 의학박사는 학위논문에서 알코올 추출 프로폴리스가 결장암과 간암 세포의 증식을 현저히 억제 또는 사멸시킴을 주장하였다. 이후 대만 국립대학 첸(Chen) 등은 대만산 프로폴리스가 흑색종 세포를 소멸시키는 작용을 한다는 것을 발표하였고, 그 외에도 대장암 방어작용, 수용성 프로폴리스의 림프종 성장 억제작용 등에 대한 실험결과들이 등장하였다. 쥐 체내 악성 종양의 전이를 억제하는 효과가 있다는 것도 밝혀진 바 있는데, 이때 종양 감염 즉시 그리고 지속적으로 프로폴리스를 투여했을 때 더욱 효과적이었다고 한다.

⑩ 항바이러스와 면역

　바이러스란 살아있는 동물, 식물, 미생물, 세포에 의존하여 증식할 수 있는 감염성 병원체이다. 원핵세포의 약 1/100 크기로서 생존에 필요한 핵산과 소두단백질로 구성되어 있으며 지구상에 약 4,000여 종이 있다. 항바이러스 작용이란 바이러스로 인해 야기된 질병에 대한 치료 작용, 혹은 침입한 바이러스의 작용을 약하게 하거나 소멸하는 작용을 뜻한다. 바이러스에 의한 질병의 대부분은 치료와 관리가 매우 어렵다. 그러나 프로폴리스가 바이러스에 미치는 능력이 있다는 연구사례들이 이어지고 있다. 다양한 실험결과에 의하면 프로폴리스 성분이 바이러스의 예방효과를 분명히 보이거나 바이러스가 숙주에서 생존하는 것을 막는 작용을 하였다. 다양한 종류의 바이러스에 있어서 감염 전에 프로폴리스를 처치할 경우 예방효과가 나타났다. 이미 1960년대에 프로폴리스가 인플루엔자에 감염된 가축의 면역 자극 특성이 있다는 연구 결과가 나온 바 있는데, 각종 가축의 질병에 있어서 바이러스 증식을 억제한 것을 볼 수 있었다. 특히 동물실험에서는 감염 직전에 프로폴리스 추출액을 투여할 경우 인플루엔자 바이러스의 증식을 완전하게 억제한다는 것을 발견하였다. 프로폴리스의 항바이러스 작용은 바이러스 증식을 억제하거나 생체의 면역력을 증가시키는 형태로 나타났다.

　또한 바이러스뿐만 아니라 태양 자외선에 의한 피부 노화나 염증에 대해서도 프로폴리스가 세포 면역효과를 나타냈다는 국내 연구결과가 나와 있다. 음식물을 통하여 흡수되어 인체의 암, 기형, 종양, 면역억제 등을 발생시키는 물질인 다이옥신의 경우 프로폴리스를 투여했을 때 다이옥신 억제 효과가 있음이 밝혀졌다. 통풍과 요산과다혈증의 예방과 치료 효과에 프로폴리스가 유의미한 작용을 했다는 연구가 있으며, 고환 악성 종양, 병원균의 작용을 강하게 억제했다는 연구결과도 나온 바 있다.

[이거 알아요?]

프로폴리스와 유해산소

프로폴리스는 꾸준히 섭취 시 피가 맑아지며 이로 인해 고지혈증, 뇌줄증 예방에 탁월한 효과가 있다.

유해산소로 일컬어지는 활성산소에서 파생한 물질은 발암물질로 작용하여 유전자 DNA에 상처를 입히게 된다. 이로 인해 우리 몸의 정상세포가 암세포로 변형되게 되는 것이다. 상처를 입고 유전자가 변형된 세포 즉 암세포는 분열을 계속 거듭하게 되는데 이 점이 바로 정상세포와 암세포의 차이점이다. 정상세포는 분열을 하되 일정 수 이상 증가되지 않는 반면 암세포는 무한하게 분열한다. 그 결과 증식을 계속하여 인체의 여러 장기로 암세포가 전이되는 것이다. 즉 암이란 한 마디로 유전자의 병이라 할 수 있다.

프로폴리스는 장기 섭취 시 유해산소를 줄이거나 제거하는 작용을 하는 것으로 알려져 있다. 이로 인해 혈액 내 활성산소 및 유해산소를 줄여준다. 고지혈증, 고혈압, 뇌졸중을 비롯한 혈관 및 혈압 관련 질환에 대한 프로폴리스의 효과는 바로 프로폴리스의 활성산소 억제 효과에서 비롯된다 하겠다.

[이거 알아요?]

프로폴리스 섭취자들의 생각은 어떨까?

1995년 외국의 한 제조업체에서 6개월 이상 프로폴리스 제품을 구입한 소비자들에 대한 조사를 실시하였다. 이 조사에 따르면 325명의 사용자는 다음과 같은 질환을 개선하기 위해 프로폴리스를 사용하였다.

- 관절염과 근육통 38%
- 전신건강 24%
- 호흡기계 문제 18%
- 피부 문제 10%
- 만성피로증후군 6%
- 위와 소화 장애 4%

사용자 4명 중 1명은 전신건강 유지에 프로폴리스를 사용하였다. 호흡기 질환(기침, 감기와 독감) 치료와 예방을 위해 섭취하는 사람들도 적지 않았다. 특히 근육 질환, 관절염과 류머티즘 때문에 프로폴리스를 섭취한 사람들의 10명 중 4명은 프로폴리스로 인한 개선 효과를 보았다고 하며, 호흡기 질환이 있던 사람들도 10명 중 2명은 프로폴리스로 인해 개선이 되었다고 한다. 습진과 건선 같은 피부질환 치료를 위해 프로폴리스를 사용한 사람들도 적지 않았다. 결과적으로 프로폴리스를 섭취한 사람들 10명 중 8명은 프로폴리스 제품에 대해 긍정적인 대답을 한 것으로 드러났다. 특히 근육 통증이 있는 사람들은 10명 중 9명이 긍정적인 반응을 보였다. 항목별 반응은 다음과 같다.

〈관절염과 근육통〉

프로폴리스를 섭취한 후 근육 통증이 관절염의 통증이 경감되거나 걷기와 자전거 타기가 더 수월해졌다고 대답한 사람들이 많았다. (물론 여기서 말하는 통증은 아침에 일어났을 때 무릎이 뻐근한 정도의 통증을 의미하며 더 큰 통증이 있을 경우 전문의의 치료를 받아야 할 것이다.) 프로폴리스 섭취 후 부작용 없이 통증이 많이 줄어들었다고 대답한 사람들이 많았고, 그중에는 10년 동안 관절염을 앓으며 매일 아침 통증에 시달리던 환자가 프로폴리스를 섭취한 후 확연한 고통 감소 효과를 보았다고 한 경우도 있었다. 환자들의 이러한 대답은 프로폴리스의 대표적인 효과인 항염 및 통증 감소 효과를 예증한다고 볼 수 있다. 관절염도 면역력과 관계가 있어 프로폴리스가 도움이 된다.

〈전신건강〉

프로폴리스 제품을 3주 이상 섭취한 사람들의 대부분은 피로회복에 확실히 도움이 되었다는 대답을 했다. 수면장애가 개선되어 잠을 더 잘 자게 되고 식욕도 개선되었다고 한다. 연례행사처럼 자주 걸리던 감기가 프로폴리스 섭취 후 더 이상 걸리지 않게 되었다고 대답한 사람들이 많았다. 전반적으로 활력이 좋아지고 피로감이 줄어들었다는 공통적인 반응을 보였으며, 평소 자주 앓던 질환, 예를 들어 목의 통증이나 입병이 줄어들었다고 대답한 사례도 있었다. 이러한 반응들은 프로폴리스의 면역력 강화 효과를 보여주는 실례이다.

〈호흡기계 문제〉

천식을 비롯한 호흡기계 질환을 앓고 있던 환자들이 프로폴리스 섭취 이후 호흡이 개선되고 진통제나 항생제 혹은 흡입기의 도움을 덜 받게 되었다고 대답한 사례가 있었다. 물론 장기적인 호흡기 질환을 단기간의 프로폴리스 섭취만으로 완전하게 치료할 수 있다고 할 수는 없겠지만 천식 같은 증상이 더 이상 악화되지 않았다고 대답한 사례들을 통해 전반적인 건강과 신체 면역력 강화에 프로폴리스가 긍정적인 영향을 끼쳤다고 할 수 있다.

〈피부 문제〉
가려움, 부스럼, 유아 습진, 건선, 뾰루지, 여드름 같은 다양한 피부 문제를 갖고 있던 사람들의 경우 프로폴리스 성분이 함유된 크림을 바른 후 항생제나 병원 처방보다 오히려 더 효과를 보았거나 더 이상 병원 치료를 받지 않게 되었다고 대답하였다. 혹은 피부질환의 악화가 더 이상 진행되지 않았다고 대답한 사례도 있었다. 프로폴리스 제품을 도포한 후 피부가 전반적으로 깨끗하고 좋아졌다고 느낀 경우가 많았다.

〈만성피로증후군〉
프로폴리스 섭취 후, 피로감이 확실히 줄어들고 전반적으로 컨디션이 좋아졌다고 느낀 사례가 많았다. 감기나 독감이 줄어들고 몸의 저항력이 증강되었다고 대답하였다. 프로폴리스와 활력, 면역력의 상관관계를 도출할 수 있다.

〈위와 소화 장애〉
프로폴리스 섭취 후 위의 통증이 실질적으로 줄어들고 위염 증상이 개선되었다고 대답했다 위산 과다로 인한 통증이 해소되고, 위궤양 증상이 개선되며, 소화가 증진되어 식욕이 돌아왔다고 대답한 사례도 있었다.

프로폴리스의 임상 및 과학적인 시도를 위해 유의할 점

프로폴리스의 임상적 적용에 대한 관심은 지속적으로 증가하고 있다. 소비자 시장을 개척하기 위한 제약회사의 관심도 빼놓을 수 없을 것이다. 그러나 어떤 성분이 제품으로 만들어져 소비자에게 제공되려면 안전성이 반드시 확보되어야 한다. 자연적인 원료가 의약품의 형태로 만들어지는 것이기 때문이다.

약품이 소비 시장에 판매되기 전에 인허가를 받기 위해서는 사람을 대상으로 이중맹검(二重盲檢)(의료 효과 조사를 위하여 투약이나 치료를 누가 받는지를 피실험자나 연구자에게 알리지 않고 하는 방법), 위약(僞藥)(환자를 안심시키기 위해 주는 약으로, 약효는 없으나 생체에 유효한 약제의 효용 실험을 위해 대조약으로서 투여하는 물질) 같은 임상실험을 포함한 엄격한 검증이 요구된다. 모든 과정과 결과는 엄격하게 이루어지고 밝혀져야 한다. 시간이 걸리고 비용이 들더라도 안전성이 우선일 것이다. 따라서 의학적인 측면에 있어서의 꾸준하고 광범위한 실험과 조사가 동서양 공히 반드시 계속되어야만 한다.

[이거 알아요?]

프로폴리스가 생체기능에 미치는 다양한 영향은?

간
동물실험을 통해 프로폴리스의 약리학적 활성이 독성 간 손상과 급성간성빈혈에 효과를 보이고, 담즙과 콜레스테롤 수치를 개선시켜주는 것으로 나타났다. 또한 간 손상을 유발한 흰쥐에게 에탄올 추출 프로폴리스를 투여했을 때 간을 보호하고 간의 기능을 정상화시키는 것으로 나타났다.

혈전증
혈전증을 유발한 흰쥐 실험에서 프로폴리스 성분이 혈액응고활성 억제와 간세포의 항산화작용에 보호효과를 나타낸다는 결과를 얻었다.

적혈구, 백혈구
인간의 적혈구 실험을 통하여 프로폴리스가 자외선 C에 의한 용혈에 대해 보호효과를 나타냄을 발견하였다. 또한 13개월 여아의 입안 궤양 치료에서 다른 치료로는 진전이 없다가 프로폴리스 연고를 국소 처방하자 3주 내에 궤양이 신속하게 치료되고 재발도 되지 않았다.

외상
1993년에 필류(Filho) 등이 구강함몰수술을 받은 27명의 환자를 대상으로 5% 프로폴리스 알코올 용액을 투여하자 대조군에 비해 통증이 줄고 항염증이 촉진되었다.

효소

1994년 스트레이르(Strehl) 등의 실험에서 물 추출 프로폴리스가 아미노산 대사, 엽산 형성 억제에 영향을 끼친다는 결과가 나와 프로폴리스의 엽산 길항제 및 항암요법제로의 작용을 시사하였다.

대사

프로폴리스를 실험쥐에게 구강 투여한 실험에서 뇨와 혈장의 대사물질을 규명함으로써 프로폴리스에 들어있는 플라보노이드의 대사 작용 및 신체순환촉진 영향력을 알 수 있었다.

호중구

60~90%의 에탄올 추출 프로폴리스가 사람의 호중구엘라스타제(neutrophil elastase) 활성 억제에 작용한다는 결과를 얻음으로써 프로폴리스의 항염증 효과를 증명하였다.

혈관

흰쥐의 흉부 대동맥 분리 실험에서 프로폴리스의 주요 성분인 CAPE(Caffeic acid phenethyl ester)가 혈관 작용 및 혈관 긴장 저하효과를 나타냄을 증명하였으며 이는 세포막을 통한 칼슘 이동 억제에 프로폴리스가 작용했기 때문인 것으로 유추되었다.

제4장

사례로 살펴보는
프로폴리스의 질병 치료

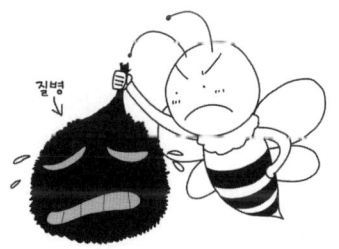

1 소화기계 질환

위염

　〈프로폴리스 치료〉의 저자 마카로프 박사는 오심, 가슴앓이, 식욕부진, 위산 과다와 저산증(산이 너무 적게 분비됨) 환자들을 치료하기 위해 프로폴리스를 사용하였다. 환자들은 1일 3회 프로폴리스 팅크제를 20방울 섭취하였다. 5일 후에 모든 환자의 통증이 경감하고 산도가 정상적으로 되었다. 그는 위와 십이지장 궤양(농양)의 치료를 위해서도 프로폴리스를 권고하였다.

　1997년 러시아 오마로프(Omarov) 등은 장에 염증을 앓는 2개월~3세 사이의 영유아 48명을 프로폴리스로 치료하였다고 보고하였다. 이 염증은 장관세포 파괴, 정상 장균총의 변화, 전신과 국소 면역의 파괴를 수반하였다. 10%의 프로폴리스 용액을 어린이에게 섭취시킨 결과 75%에 해당하는 35명이 뚜렷하게 개선되었다. 중독 증상은 나타나지 않았고 대변 상태와 횟수가 정상적으로 돌아오고 체중이 증가하였다.

위궤양

프로폴리스 섭취로 위장기관의 염증을 효과적으로 감소시킨 실험결과들이 나왔다. 세균이 원인인 위궤양은 다양한 대체치료를 시도할 수 있다.

프란츠 페이케스(Franz Feikes) 박사는 프로폴리스로 위궤양 치료를 처음 시도한 사람이었다. 1일 3회 프로폴리스 5% 추출물을 섭취한 환자들은 3일 후에 통증이 감소했고, 10일 후에는 10명 중 6명이 위내 상처가 사라졌다. 1971년 고르바텐코(Gorbatenko)는 알코올 프로폴리스로 위궤양을 치료한 결과 통증 경감, 재생, 생리자극의 효과를 얻었다. 1972년 러시아의 마카로프 박사는 20%의 알코올 프로폴리스 팅크제로 급성위궤양 환자 7명, 급성십이지장궤양 환자 59명, 유문십이지장염 환자 12명을 치료하였다. 첫 3~5일 동안에 소화불량이 없어지고 3~4주 사이에 체중이 2~4kg 늘어났다. 담즙과 췌장의 분비기능도 정상화되었다. 1978년 루마니아의 바실리카(Vasilca)는 만성 궤양을 가진 34명의 환자들에게 프로폴리스 조제물을 사용한 결과 그중 15명이 완전히 치료되었고 13명은 개선 효과를 보였다.

우리나라에서는 1997년 숙명여대 제약학과 김유희의 석사학위논문에서 95% 에탄올에 추출한 프로폴리스 액을 위궤양 환자에게 투여한 결과위 점막의 출혈과 상처가 감소된 것으로 나타났다.

대장암

1975년 불가리아 니콜로프(Nikolov)는 급성과 만성 대장염을 가진 환자 45명에게 프로폴리스를 섭취한 결과, 7일 후 26명이 양호해졌다. 대부분의 환자의 통증이 감소하였고, 20일 후에는 대장염 증상이 완전히 사라졌다. 복부 압박감은 모든 환자가 5일 후에 사라졌다. 대장암의 경우 2006년 일본 고베대학 생명공학부 시미즈(Shimizu) 등이 쥐 실험을 통해 프로폴리스 투여 후 암세포 형성이 유의하게 감소한 결과를 얻었다.

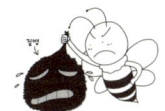

2
호흡기계 질환

기관지천식

　다양한 호흡기계 질환에서 프로폴리스가 효과를 보였다는 연구결과들이 있다. 이는 프로폴리스가 천식의 치료보조제로서 잠재적인 효과가 있음을 증명하고 있다.
　1975년 루마니아 미하일레스쿠(Mihailescu)는 기관지천식 환자 30명을 두 군으로 나뉘어 한쪽은 관습적으로 처치하고 다른 쪽은 프로폴리스로 치료한 결과, 프로폴리스로 치료한 군에서 뚜렷한 개선을 보인다는 것을 발견하였다. 이후 알러지 전문가 레오니드 맥윈 박사는 천식으로 인한 가슴 통증으로 고통 받는 환자에게 고농도의 프로폴리스 사용을 권장하였다. 그는 특히 만성 천식환자의 경우 프로폴리스로 장기적이고 지속적인 치료가 효과가 있다고 하였다. 2002년 이집트 카얄(Khayyal) 등은 5년 이상 고통을 받은 19~52세의 천식 환자들을 대상으로 프로폴리스 위약 실험을 했는데, 물 추출 프로폴리스 13% 용액를 2개월간 투여한 실험군 환자들의 경우 위약을 복용한 환자들에 비해 천식 발병 및 야밤의 통기 작용이 개선되었다.

2006년 원광대 한의학과 변지환의 석사논문에서는 알러지 천식에 프로폴리스를 투여한 결과 기도의 협착, 염증세포의 침윤을 억제한다는 것을 증명하였다. 기관지 천식에는 T세포가 중요한 역할을 하는데, 프로폴리스가 T세포를 활성화시킨다는 것이다.

기관지염

프로폴리스가 함유된 꿀방 덮개를 짜른 밀납은 기관지염 치료용으로 민간에서 널리 사용되어 왔다. 벌꿀과 더불어 프로폴리스가 가진 항세균 특성 때문이다.

1975년 러시아 럭스(Rux)는 폐렴을 앓는 76명의 어린이를 에어졸 형태의 프로폴리스로 치료했다고 보고하였다. 이 조사는 항생제와 프로폴리스의 효과를 비교한 것이기에 특히 의미가 있었다. 1989년 실레지안 의대의 셀러 박사는 기관지염으로 고통 받는 260명의 철강사업 근로자를 대상으로 생리식염수에 에탄올 추출한 프로폴리스 액을 24일 동안 투여하여 치료한 결과 뚜렷한 개선 효과를 얻었다. 같은 해 러시아 Chuhrienko도 만성 기관지염을 앓는 104명의 환자를 대상으로 하여, 그중 48명의 환자에게는 관습적인 치료에 덧붙여 벌꿀과 프로폴리스 흡입제를 처방하고 나머지 56명은 관습적인 치료만을 한 결과, 벌꿀과 프로폴리스 흡입제로 치료를 받은 환자군은 관습적 치료만 받은 군보다 3~4일 더 일찍 퇴원을 하였다. 또한 관습적인 치료만 받은 환자들의 재발률은 프로폴리스로 치료한 군의 2배였다.

인플루엔자

인플루엔자는 치료가 까다로운 바이러스 감염 질환이다. 그러나 프로폴리스를 꾸준히 섭취하는 사람들의 경우 인플루엔자에 거의 걸리지 않거나 빨리 치유된다고 이야기한다.

1954년 〈벌꿀과 꽃가루의 치유특성〉의 저자 Iojris는 호흡기관의 바이러스 감염에 있어서 프로폴리스 추출물이 예방 작용을 한다고 주장하였다. 프로폴리스의 예방적 효과는 1972년 러시아 연구원 셰브첸코에 의해 더욱 확실히 증명되었다. 즉 프로폴리스를 투여한 생쥐의 경우 인플루엔자에 노출시켜도 감염되지 않는다는 것이다. 이어서 루마니아 Esanu 등과 Neychev 등이 유사한 연구를 행하였는데 바이러스에 이차적으로 감염된 생쥐 실험을 통해 프로폴리스의 예방적 효과를 확신하였다.

인플루엔자에 대한 프로폴리스 효과의 극적인 시험은 1978년 유고슬라비아 오스마내직(Osmanagic)은 인플루엔자가 유행할 때 시행하였다. 이 시기에 간호대학 학생 182명 중 80명에게 프로폴리스를 섭취케 한 결과, 프로폴리스를 섭취하지 않은 학생은 63%가 감염된 반면 프로폴리스를 섭취한 학생은 단지 7%만이 감염되었다.

기침과 감기

프로폴리스를 섭취하는 이들 중에는 기침과 감기를 개선하고 면역력을 강화시키기 위해 일상적으로 프로폴리스를 섭취한다고 대답하는 사람들이 많았다. 1989년 폴란드 Szmeja는 일반 감기에 관한 프로폴리스의 효과를 연구하였는데, 프로폴리스로 치료한 군은 감기 감염 기간도 짧았고 3일 이내에 완전히 회복을 하였다. 이는 프로폴리스 섭취를 하지 않은 환자들이 회복에 5일 이상이 걸린 것과 대조적이다.

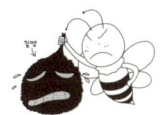

심혈관 질환 : 고혈압

　1999년 폴란드 의과대학에서 Olczyk 등은 동물실험을 통하여 인위적으로 고지방을 유발한 흰쥐에게 벌꿀과 프로폴리스와 꽃가루를 조제하여 먹였다. 그 결과 쥐의 혈액지질의 수치가 만족할 만큼 유의하게 감소함을 발견하였다. 2004년 일본 무코가와 여대 약학대학의 구보타 등의 발표에 의하면 고혈압을 가진 쥐에게 0.5%의 프로폴리스를 4주 동안 투여한 결과 수축기 혈압이 감소하였다. 또 2005년 일본 API 회사의 나가라가와 연구센터에서 미시마(Mishima) 등은 쥐에게 25~75%의 에탄올 추출 프로폴리스를 투여한 결과 25% 에탄올 추출 프로폴리스에서 고혈압 감소 효과가 뚜렷하게 발견되었다.
　이와 같은 프로폴리스의 항고혈압 효과는 프로폴리스의 항산화 작용에서 기인하는 것으로 여겨지고 있다.

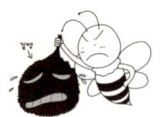

내분비와 대사성 질환

한국인에게 도래할 당뇨병 대란

　당뇨병 유병률은 가족이나 생활환경 등에 따라 차이가 있으나, 경제가 발전하고 생활양식이 서구화됨에 따라 전 세계적으로 증가하고 있다. 이러한 현상은 특히 우리나라 사람들이 서양인에 비하여 베타세포의 분비 능력이 낮기 때문인 것으로 보고되고 있으며, 당뇨병 환자 중 비만형이 많다는 것도 특징이다.
　우리나라 사람들의 당뇨병 유병률은 1970년대에 1% 미만으로 추정되던 것이 1980년대 말에는 3%, 1990년대에는 5~8%로 증가하였다. 2003년도 대한당뇨병학회와 건강보험심사평가원의 공동 표본조사에 의하면 8.2%로 나타났다. 채식과 절식 위주의 식습관을 전통적으로 가졌던 한국인의 유전자가 서양의 과잉 에너지에 노출된 것이다. 2030년이 되면 당뇨병 인구가 700만 명이 넘어 총 인구의 14.3%가 될 것이라는 전망과 함께 한국인의 당뇨 대란을 경고하고 있다.

프로폴리스의 혈당 강하 효과

　다양한 국내외 의학실험 결과 프로폴리스가 혈당을 내리고 당뇨병 및 관련 면역 질환에 뚜렷한 개선효과와 영향을 끼친다는 결론이 도출되었다는 것은 매우 주목할 만하다.
　2009년도 서홍덕 등이 수용성 프로폴리스의 혈당 강하 효과 및 인슐린 면역반응 세포 증가 효과에 대한 연구가 그 예가 될 수 있다.
　당뇨병에 노출되면 혈당을 비롯해 중성지방. 총 콜레스테롤, 저밀도지단백 콜레스테롤은 증가하는 반면 고밀도지단백 콜레스테롤은 상대적으로 감소한다. 췌장조직 내에도 영향을 끼치는데, 프로폴리스는 조사항목의 증가된 항목은 저하시키고 감소된 항목은 증가시키는 영향을 미쳤다. 이에 프로폴리스가 당뇨병에 치료적 효과가 있음이 다양하게 밝혀지고 있다.

　1985년 영국 퀸엘리자베스 대학 생물학부 힐(Hill) 등은 프로폴리스의 주요 성분인 플라보노이드가 인슐린 방출 효능가 있음을 제안함으로써 프로폴리스의 항당뇨 효능을 암시하였다.
　1990년 이집트 카이로 대학 사이드(Said) 등은 당뇨병에 미치는 프로폴리스의 효과를 알아보기 위해 실험군을 두 부류로 나누어 당뇨병의 예방적 효과와 치료적인 효과를 조사하였다. 예방군을 다시 나누어 프로폴리스 투여량에 차이를 두었으며, 프로폴리스 처치군은 4주 동안 매일 프로폴리스를 구강투여하였다. 또 치료군은 30일 동안 고혈당 식이요법으로 당뇨쥐를 만든 대조군과 프로폴리스 투여량의 차이를 둔 2개군, 그리고 혈당강하제를 처치한 군으로 나눴다.

그 실험 결과, 프로폴리스가 고혈당 흰쥐의 혈당을 현저하게 줄일 뿐만 아니라 간의 기능장애를 다시 정상화시켰으며 프로폴리스 양에 따라서도 효과의 차이가 있었다.

1993년 일본 전래의약연구소의 바스넷(Basnet)과 동료들도 동물실험을 통해 프로폴리스가 혈당치를 낮춘다는 결과를 얻었다. 1996년 일본 의약과대학의 마츠시게(Matsushige)는 프로폴리스 투여 후 췌장의 베타세포의 방어능력을 시험하였는데, 8주령의 흰쥐의 수컷을 4개군(대조군, 물 추출 프로폴리스 투여군, 메탄올 추출 프로폴리스 투여군, 혈당강하제 투여군)으로 나누어 실험한 결과 특히 물 추출 프로폴리스가 베타세포의 파괴를 방어하는 효과가 있었다.

2004년 일본 규슈대학 마쓰이(Matsui) 등은 알코올 추출 프로폴리스가 항고혈당 효과가 있음을 규명하였다. 프로폴리스의 항 혈당 효능은 시판되고 있는 항 혈당제의 작용기전과 유사하다고 하였다. 2004년 중국 항주의 식품생물여배경공정학원 왕남주(王南舟)는 당뇨병 토끼를 가지고 혈당저하 실험을 한 결과, 프로폴리스 투여군에서 혈당 저하 효과가 확실히 나타났다. 또한 프로폴리스를 투여한 후 혈당과 지방과 단백질 대사 개선은 물론이고 신장을 보호하는 것으로 나타났다.

당뇨병을 예방, 치료하는 프로폴리스

1997년 중국 Fu-Hai-Liu 등은 당뇨병을 치료하는 봉산물의 복합성분을 조사 및 발간하였다. 화분과 프로폴리스를 가지고 새로운 형태인 복합의 약품을 만들어 'fengzhen'이라 명명하였다. 이 상품은 혈당치와 혈지질 개선과 혈관을 유연하게 하고 당뇨병의 예방과 합병증의 치료는 물론 혈액순환을 개선한다고 주장하였다.

이 팀에서는 제1형 당뇨병(IDDM : 인슐린 의존형 당뇨병) 환자 50명과 제2형 당뇨병(NIDDM : 인슐린 비의존형 당뇨병) 환자 7명을 포함해 총 57명의 당뇨병 환자를 대상으로 실험을 하였다.

임의적으로 3군으로 분류하여 한 군은 전통적인 치료약제로 치료를 했고 다른 두 군은 프로폴리스로 치료했다. 3개월 후, 전통 치료약제 투여군과 프로폴리스 투여군의 혈당강하 효과가 비슷하였으며 오히려 프로폴리스 투여군이 더 빨랐다고 주장을 한다. 또한 프로폴리스 치료는 치주염과 구강 곰팡이감염 합병증을 가진 당뇨환자에게 더욱 효과가 있다고 하였다.

2000년 북경대학 총람지에 고해림 등이 기고한 '당뇨병 치료에 프로폴리스의 작용'에 의하면 당뇨 병력 1개월~20년의 1형 당뇨병 환자 3명과 2형 당뇨병 환자 50명을 대상으로 환자에게 9주간 1일 3회 식전 30분에 프로폴리스를 매회 10~15방울 투여하였다. 그 결과 개선 효과가 뚜렷이 나타났다고 한다.

프로폴리스로 인한 공복혈당 변화

2003년 중국 절강대학 동물과학원 동물과학원의 호복량 등은 당뇨병 쥐를 대조군, 화분 투여군, 물 추출 프로폴리스 투여군, 알코올 추출 프로폴리스 투여군으로 나누어 4주간 혈당, 중성지방, 총 콜레스테롤, 당화혈색소, 체중과 신장 등을 측정하였다. 그 결과 화분과 물, 알코올 추출 프로폴리스를 투여한 쥐의 혈당치는 감소하였고 총단백질과 알부민은 증가하였다.

결과적으로 화분과 프로폴리스는 당뇨병에 효과가 있으며, 혈지질과 지단백의 대사를 개선하며 당뇨합병증을 줄인다고 주장하였다.

2003년 중국농과원 양봉연구소의 동첩 등은 프로폴리스 연질캡슐을 30일 동안 투여하는 동물실험을 하였다. 실험동물을 정상군과 당뇨유발군으로, 당뇨유발군은 대조군과 프로폴리스 투여량에 따라 고, 중, 저용량 군으로 구분하였다.

이 실험 결과에 의하면 프로폴리스 용량이 증가함에 따라 혈당은 확연하게 감소한다는 것을 알 수 있다. 특히 당뇨병에 노출되지 않은 정상 쥐에게 프로폴리스를 투여하여도 생리식염수를 먹인 군과 치료 전후에 차이가 전혀 없다는 점에서 프로폴리스의 안정성이 돋보인다. 또한 2003년에도 혈당강하제 비교군으로 8주 동안 동물실험을 하였다.

그 실험을 통해 프로폴리스가 항당뇨 효과가 있음은 물론이고, 프로폴리스의 항당뇨 효과와 혈당강하제 투여 효과에 차이가 없다는 결과가 나왔다. 2004년에 이뤄진 실험에서는 총단백질, 알부민과 글로빈을 측정하였는데, 실험 결과 프로폴리스는 단백질의 소모를 감소시키고 총단백질과 알부민의 혈청치를 증가시켰다. 또 알부민과 글로빈의 비도 증가하였다. 과거에 당뇨병을 살이 녹아내려 소변으로 배설되는 병으로 이야기한 것처럼 혈당이 조절되지 않는 당뇨병 환자는 조직 단백질이 소실되고 질소 배설은 증가한다. 이는 프로폴리스가 당뇨병에서 단백질 대사의 조절에 영향을 미친다는 것을 뜻한다.

2003년 강원대 수의과대학에서 프로폴리스의 효능에 대한 연구로 석박사학위를 받은 한충택은 물 추출 프로폴리스를 당뇨병 유발 흰쥐에 4주간 투여하여 혈당, 체중, 장기(간, 폐, 콩팥, 심장, 췌장, 비장) 무게, 당부하 검사, 혈액, 병리조직학적 관찰을 하였다.

그 결과 혈당은 감소, 인슐린 농도는 증가했다. 총콜레스테롤, 중성지방. 과산화지질물가는 감소했다.

또한 병리조직학적 관찰을 통해 대조군에 비해 투여군의 췌장소도의 모양이 규칙적이고 외분비부와 구분이 뚜렷하였으며 인슐린 면역반응세포가 현저하게 증가되었다. 이를 통해 수용성 프로폴리스의 항당뇨 효과를 확인하였다.

프로폴리스의 놀라운 항당뇨 효과

2004년 필자의 박사학위 논문의 주제는 '프로폴리스 투여가 streptozotocin으로 유발된 당뇨병 랫트의 혈당에 미치는 영향' 이다. 본 연구의 특징은 한국산 프로폴리스를 사용하였고 항당뇨 효과의 작용기전을 규명한 것이다. 실험을 위하여 흰쥐를 정상군과 당뇨 유발군으로 대별하고 다시 당뇨 유발군은 알코올 추출 프로폴리스의 투여량에 따라 저용량, 중간, 고용량으로 나눴다. 실험 결과 알코올 추출 프로폴리스의 투여량이 높을수록 쥐의 체중은 증가하고 혈당 강하 효과는 커졌다.

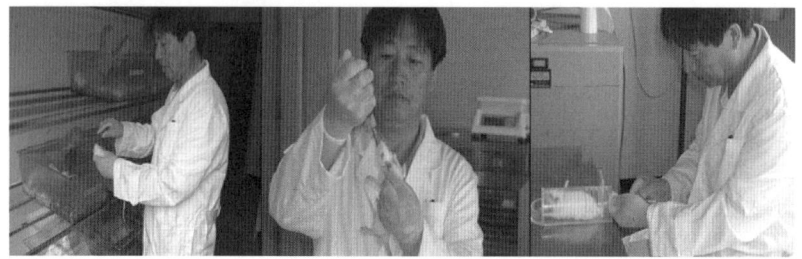

〈프로폴리스의 항당뇨 효과 실험〉

프로폴리스 투여 전후의 체중의 변화

(gm : Mean± SE)

Groups	N	투여전	투여후	증량	p-value
Control[1]	10	130.3± 3.7	161.3± 13.3	31.0	0.050
L-dose[2]	10	133.0± 3.7	161.4± 7.6	28.4	0.004
M-dose[3]	10	126.8± 3.2	217.6± 11.7	90.8	0.000
H-dose[4]	10	137.2± 3.1	200.6± 12.9	63.4	0.000
p-value		0.181	0.002	0.002	

1) : Streptozotocin(STZ)-induced diabetic rats
2) : Low dose of propolis(0.1 ml/rat) in STZ-induced diabetic rats
3) : Medium dose of propolis(0.3 ml/rat) in STZ-induced diabetic rats
4) : High dose of propolis(0.9 ml/rat) in STZ-induced diabetic rats

공복시 혈당치 (mg/dℓ : Mean ±SE)

Group	N	STZ투여 직전	STZ투여후 48시간	실험 후 공복시
Control[1]	10	86.0± 2.1	430.3± 42.9**	401.1± 44.1
L-dose[2]	10	86.4± 6.5	408.1± 9.7**	197.7± 21.5**
M-dose[3]	10	83.9± 3.8	410.0± 27.8**	118.1± 13.6**
H-dose[4]	10	78.5± 5.3	410.0± 22.0**	111.1± 23.3**
p-value		0.682	0.939	0.000

혈청지질치의 경우 다음과 같이 총콜레스테롤은 증가하고 중성지질은 감소하였다.

혈청지질치 (mg/dℓ : Mean±SE)

Groups/Item	N	총콜레스테놀	중성지질
Control[1]	10	81.6± 11.4	106.0± 24.9
L-dose[2]	10	76.7± 14.2	103.2± 30.9
M-dose[3]	10	101.2± 13.7	106.0± 23.5
H-dose[4]	10	95.3± 7.4	87.6± 17.0
p-value		0.227	0.209

구강당부하 검사의 경우 다음과 같이 0.5시간대에 상승하여 1시간대에 최고점에 이르고 2시간대에 감소하였다.

포도당 투여 후 혈당치 (mg/dℓ : Mean ±SE)

Group/Time	N	0.0 hr	0.5 hr	1.0 hr	2.0 hr
Control[1]	3	375.0±59.6	555.3±32.9	566.6± 20.9	475.3±20.5
L-dose[2]	3	206.3±58.9	415.0±47.6	478.3± 35.4	348.3±28.3
M-dose[3]	3	138.7±38.1 (가	386.7±82.3	466.3± 49.7	341.6±83.2
H-dose[4]	3	94.0±19.0	209.0±28.0	321.5±155.5	201.5±56.5
p-value		0.028	0.030	0.164	0.064

또한 췌장의 병리조직학적 관찰을 통하여 다음 그림(1~10)과 같이 알코올 추출 프로폴리스를 투여 후 혈당 저하는 물론 랑게르한스섬 내 베타세포의 재생작용이 이뤄졌음을 알 수 있었다.

이로서 프로폴리스의 당뇨병 치료 효과를 확인할 수 있었다.

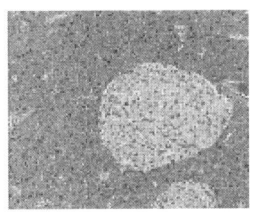 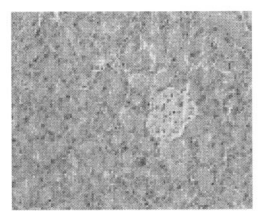 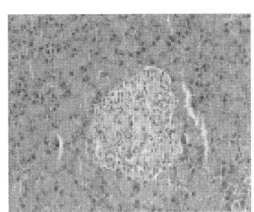

그림1. 정상 쥐의 랑게르한스섬 그림2. 당뇨 쥐의 랑게르한스섬 그림3. 저용량 프로폴리스 투여 랑게르한스섬

 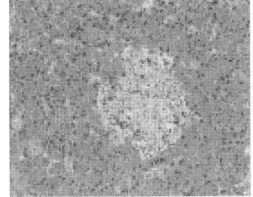 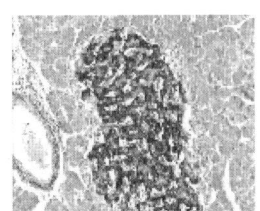

그림4. 중간농도 프로폴리스 투여 랑게르한스섬 그림5. 고농도 프로폴리스 투여 랑게르한스섬 그림6. 정상 쥐의 랑게르한스섬 내 베타세포

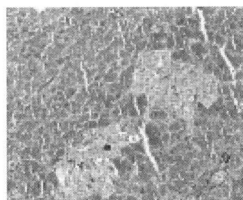 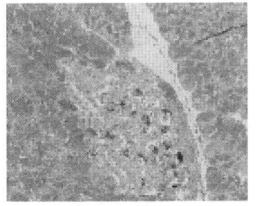 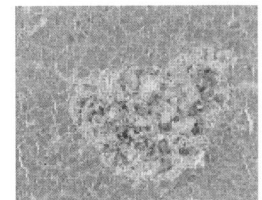

그림7. 당뇨 쥐의 랑게르한스섬 내 베타세포 그림8. 저용량 프로폴리스 투여 랑게르한스섬내 베타세포 그림9. 중간용량 프로폴리스 투여 랑게르한스섬 내 베타세포

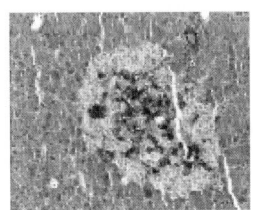

그림10. 고용량 프로폴리스 투여 랑게르한스섬 내 베타세포

그 외 연구 성과로는

2004년 산업자원부 지원 아래 (주)가보팜스와 충남대 의과대학이 공동 연구로 '무알코올 수용성 프로폴리스 제조방법' 을 개발하고 특허를 획득하였다.

2005년 무알코올 수용성 프로폴리스 물질을 이용 '스트렙토조토신으로 유발된 당뇨병 랫트의 혈당에 미치는 영향' 에 대한 실험 결과 혈당 저하와 랑게르한스섬 내 베타세포가 재생되는 것은 '스트렙토조토신으로 유발된 당뇨병 랫트에 프로폴리스를 투여한 선행 결과와 같은 양상을 보였다.

2007년 지식경제부 지원 아래 (주)가보팜스와 충남대 의과대학 공동연구로 '나노 에멀전 기술을 이용한 프로폴리스 나노 분말' 제조 기술 개발을 성공적으로 마치고 특허를 획득했다. 이 방법으로 제조된 물질을 이용하여 스트렙토조토신으로 유발된 당뇨병 랫트에 투여한 결과 선행 연구한 결과와 같았다.

2009년 지식경제부 지원 아래 (주)가보팜스와 충남대 의과대학, 전북대학교병원 기능성식품임상시험지원센터, 전북대학교 수의과대학 과의 공동연구로 제2형 당뇨병 마우스(C57BLKS/J lar-+Leprdb/+Leprdb) 에 프로폴리스를 투여한 결과 혈당저하에 임상 결과가 성공적으로 나타났다.

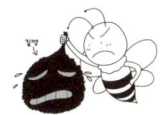

5
전염성 질환

천연두

1975년 러시아 Krivoruchko 등은 천연두 백신에 프로폴리스가 어떻게 영향을 끼치는지 실험하였다. 실험을 통해 감염 전에 프로폴리스를 투여했을 때 천연두 예방에 매우 효과가 있음을 증명하였다.

결핵

1975년 러시아 카리모바 Karimova 등은 선병증(림프신 비대), 폐기관 기관지염, 신장결핵과 그 외 폐결핵 환자 147명을 대상으로 치료 과정을 보고하였다. 환자들에게 프로폴리스 난일제제를 투여하여 치료한 결과 프로폴리스는 '결핵의 복합 치료에 효과적인 첨가물질'로 규명되었다. 이후 1980년대부터는 결핵이 점차 사라졌으나 최근 영국과 그 외 서양국가에서도 결핵 발병 환자가 다시 나타나고 있다. 프로폴리스가 결핵의 단일 치료제는 아니지만, 관습적인 의약에 곁들여 투여하는 것도 치료에 도움이 될 수 있을 것으로 알려졌다.

기생충 질환
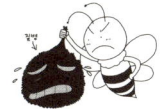

  1988년 쿠바 Miyares 등은 기생충 질환에 걸린 환자 138명을 프로폴리스 추출물로 치료하였다. 일종의 편모충증(원생동물성 감염증으로서 설사, 복통, 복부팽만 및 고창을 일으킨다.) 질환이었던 이 환자들은 프로폴리스 투여 후 성공적으로 치료되었으며 부작용은 관찰되지 않았다.

  2006년 브라질 단타스(Dantas) 등은 샤가스병(chagas' disease : 브라질 수면병. 트리파노소마 크루즈라는 원충이 병원체이며, 빈대와 비슷한 곤충에 물려 감염되는 중남미 지역의 풍토병의 일종이다.)의 원충을 배양하여 70% 알코올 추출 프로폴리스를 투여한 결과, 무편모충체의 세포내 감염과 증식을 감소시킨 것을 관찰할 수 있었다. 따라서 프로폴리스를 관련 기생충 질환의 치료제로서도 활용할 수 있음을 보여주었다.

여성들의 질환

생리통, 대하증, 자궁경부암, 자궁내 염증

　프로폴리스를 섭취하는 여성들을 대상으로 한 1995년도의 한 소비자 조사에서 생리통 및 생리전 증후군이 프로폴리스 섭취 후 개선되었다고 대답한 숫자가 많았다. 그러나 의학계에서 좀 더 주목해온 것은 프로폴리스와 여성병 관련 감염 및 여성 생식기 염증 질환과의 관계였다.

　1971년 러시아의 한 산부인과 의사는 분만한 여성의 외상 치료에 프로폴리스를 사용했으며, 이후 또 다른 병원에서 여성의 자궁경의 미란(진무름), 자궁경부 자극, 그 외 질 감염 문제로 고통 받는 여성들을 프로폴리스 용액으로 치료하여 12주 후에 98%의 성공률을 보였다. 1973년 폴란드 Suchy 등도 여성의 화농성 질염증에 프로폴리스가 효과가 있음을 보고하였다. 또한 프로폴리스 질정이 자궁경 염증 환자에게 효과가 있다는 보고가 나왔고, 생리통이 심한 환자 60명 중 50명에게 프로폴리스가 생리통 완화 효과를 나타냈음을 보고했다.

1989년 로만 Roman 등 칸디다 감염이나 다른 감염증에 있어서 프로폴리스를 연고나 팅크제 분무의 형태로 국소에 적용하여 치료했을 때 70% 이상의 환자에게서 개선 효과가 나왔다는 연구 결과가 나왔고, 1997년 불가리아 Cheakova 등 경부 관절증을 가진 40~60세의 여성 60명을 프로폴리스 연고 등으로 치료한 결과, 대부분의 환자들의 통증이 감소하고 질환이 개선되었으며 그 중 32명의 환자는 완치되었다. 또한 불가리아에서 자궁과 자궁경부에서 암의 전단계 질환과 여타 질환을 가진 여성 환자 524명을 대상으로 96% 알코올 추출 프로폴리스 용액으로 치료한 결과, 분명한 개선 효과를 보였다고 보고했다.

이러한 여성 질환의 경우 프로폴리스 연고와 팅크제는 외상 치료를 위해 외용으로 사용할 수 있고, 캡슐, 정제와 팅크제는 내복으로 사용한다. 기존의 이러한 실험과 연구를 통해 프로폴리스가 여성 질환의 감염 관련 치료에 효과적으로 사용될 수 있음이 증명되었다고 할 수 있다.

8 외과 질환

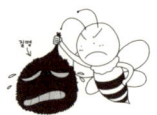

욕창

  1978년 루마니아 의사 세르바네스쿠 Serbanescu 등은 심한 다발성 천골 욕창을 가진 12명 환자군의 치료를 위해 80% 비활성 가루에 10% 프로폴리스 가루를 사용하였다. 프로폴리스 효과를 확인하기 위해 기존의 관습적 방법으로 치료하는 다른 12명 이상의 환자와 비교하였다. 그 결과, 프로폴리스로 치료한 환자 12명 중 9명이 만성 욕창에 매우 좋은 결과를 보였고, 3명의 경우 더 이상 악화되지 않았다. 또한 욕창이 발생하기 전에 5~10%의 프로폴리스 분무액 및 20%의 프로폴리스 액으로 처치한 결과 욕창 예방에 매우 효과적이었다. 반면 프로폴리스 치료를 중단한 환자들의 경우 욕창이 재발되었다. 1999년 실레지아 대학 스토이코(Stojko) 등도 프로폴리스로 96명의 욕창환자를 치료하였다. 프로폴리스 용액 및 왁스 형태의 제품으로 1일 2회 치료한 결과, 기존 치료방법보다 조직 재생 및 궤양성 조직의 회복력에 있어서 더욱 효과적이다.

감염

 프로폴리스는 유럽에서 나폴레옹의 전쟁이나 2차 세계대전 당시에도 군인들의 외상 치료에 있어서 일찍이 명성을 얻은 치료제로 알려져 있었다. 1980년 폴란드 셀러(Scheller) 등은 외상, 화상, 궤양 부위를 프로폴리스를 치료하면 기존의 치료보다 80% 더 빨리 치료 효과가 나타난다고 보고하였다. 또한 프로폴리스로 외용 치료를 할 경우, 감염 부위의 세균이 크게 감소되면서 상처 치유가 가속화된다는 관찰 결과를 얻었다.
 1985년에 러시아 챠레프(Tsarev) 등도 상처 감염 치료에 있어서 기존의 치료와 더불어 프로폴리스를 병행할 때 효과가 더 높아진다고 확신하였다. 괴사 부위의 치료에 있어서도 프로폴리스의 치유 보조 효과가 높음이 보고되었다. 우리나라에서는 1998년 숙명여대 제약학과 전민정의 석사학위논문에서 프로폴리스가 상처 부위 절개창의 장력을 증가시켜 치유 촉진효과가 있음을 밝혔다.

화상

 벌꿀은 화상 치료에 있어 수백 년간 민간에서 가장 흔히 쓰이던 물질이었다. 벌꿀이 화상 치료에 효과적인 것은 가공하지 않는 벌꿀에 프로폴리스가 함유되어 있기 때문인 것으로 드러났다.
 현대의 첫 기록으로는 1962년 러시아(구 소련)의 어린이 병원에서

Zabelina가 작성한 화상 치료에 프로폴리스를 사용했다는 의학적인 기록이 있다. 1975년 화상과 중기열상을 전문으로 치료하던 러시아 중앙병원 파코모프(Parkhomov)는 1961~1970년까지 10년간 830명의 화상 환자를 대상으로 치료한 결과, 15%의 프로폴리스와 동식물성 지방을 혼합한 연고를 처방하자 진통, 항세균, 재생, 혈액순환과 림프구 순환 개선에 효과적이라는 결론을 얻었다. 1986년 폴란드 의사 그로호프스키(Grochowski)는 프로폴리스와 콩기름, 무수 버터와 밀랍을 혼합한 연고를 제조하여 피부 화상을 입은 생쥐에게 실험한 결과, 프로폴리스 연고로 처치한 실험군은 전래적으로 일반 치료를 한 실험군에 비해 매우 빨리 치료가 됨을 규명했다.

프로폴리스의 화상 치료에 대한 연구는 최근에도 계속되었다. 1997년에 개최된 제35차 세계양봉총회에서는 쿠바 연구원 라모스(Ramos) 등이 프로폴리스의 화상 치료 효과에 대해 발표하였다. 1993년 쿠바는 국가적으로 화상 약제의 심각한 부족 현상 때문에, 보건소가 양봉실험연구소와의 교섭에 나서게 되었다. 화상 치료에 알코올 추출 프로폴리스를 쓰면 알코올 때문에 이차적인 화상이 발생되어 권장되지 못하였다. 이에 연구원들은 대체물질을 찾아 나섰고 그 결과 벌꿀과 프로폴리스 혼합물을 개발하게 되었다. 이후 다른 나라에서의 동물실험을 통해서도 프로폴리스의 화상 치료 효과가 지속적으로 증명되었다. 프로폴리스를 화상 치료에 사용할 경우 크림, 연고, 팅크제(동식물에서 얻은 약물이나 화학물질을 에탄올 또는 정제수의 혼합액으로 흘러나오게 만든 액제), 분무제 등으로 처치할 수 있는데, 팅크제를 사용할 경우 알코올이 함유된 팅크제는 사용하지 말아야 한다고 권고되고 있다.

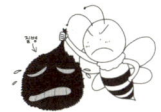

9 정형외과 질환

류머티즘 관절염

　프로폴리스 사용자 조사에 따르면 관절 질환 때문에 섭취하는 소비자 비율이 매우 높은 것으로 나타났다. 이 경우 내복약으로 섭취하는 경우가 많았으나 팅크제나 크림 형태의 제품을 외용으로 사용하는 경우도 있었다.
　1986년 불가리아 크리스토바(Christova)는 관절염 및 외상 관절 장애로 고통을 받는 36명의 환자를 치료하였는데, 뜨거운 밀랍 붕대 감기, 10%의 프로폴리스 용액을 해당 부위에 바르게 하였다. 그 결과 20명은 증상이 50~100%까지 감소되었고 14명은 50%까지 감소되었다. 또 1997년 스토얀카(Stoyanka)도 밀랍과 프로폴리스 습포를 관절염, 퇴행성 관절 질환으로 고통 받는 42명의 환자 치료에 활용하였는데, 이때 프로폴리스의 항염증 및 진통 효과가 나타났다. 환자들의 관절 주위의 부종이 감소하고 관절의 운동성이 증가했다.

뼈 재생

프로폴리스는 뼈의 재생과 결합을 위해 민간에서 전통적으로 널리 사용되어 왔다. 1978년 폴란드 의사 Przyblski 등은 이를 검증하기 위해 동물실험을 하였는데, 에탄올 추출 프로폴리스를 개의 요골 다리뼈에 주사한 결과, 대조군에 비해 뼈 조직의 재생 속도가 2배 정도 빠르다는 결과를 얻었다. 이와 유사한 연구가 1985년에 또 다시 수행되었는데 이때는 사람을 대상으로 하였다. 고관절 질환을 지닌 환자 22명에게 물 추출 프로폴리스 주사를 처방하고, 다른 환자 32명은 관습적인 치료 처치를 하였는데, 프로폴리스로 치료한 환자는 대조군보다 유의하게 더 많은 개선 효과를 보였다.

요통

요통은 가장 흔한 만성 질환 중 하나다. 1997년 불가리아 콜레프(Kolev) 등은 요통을 앓는 32~60세 사이의 22명의 환자를 대상으로 밀랍과 프로폴리스를 10:1의 비율로 혼합한 약제로 치료를 하였다. 압박 거즈에 혼합물을 녹여 따끈하게 하여 환부에 적용하고 이 과정을 12~15회 반복하였다. 그 결과 8명의 환자가 확연한 개선 효과를 보였고 14명도 유의미한 개선 효과를 보였다. 1991년에 불가리아에서 진행된 유사한 연구에서도 이와 동등한 긍정적 결과가 보고되었다.

10 피부과 질환

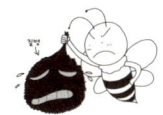

습진, 건선, 아토피

  1962년 (구) 소련의 어린이 병원에서 프로폴리스 연고가 염증을 억제하고 상처를 소독할 수 있음을 보고한 이후, 각종 피부 질환에 프로폴리스가 활용되었다. 1975년에는 피부 질환 환자 680명의 치료에 있어서 습진, 신경성 피부염에 프로폴리스 연고가 90%의 치료 성공률을 보였다. 벌꿀과 프로폴리스 조제 연고는 만성 피부염에 특히 효과적이었다.

  오스트리아에서는 여드름을 비롯한 피부 질환에 프로폴리스 팅크제와 연고를 사용하였는데, 화학 치료로도 차도가 없는 여성 환자의 농포성 여드름이 프로폴리스 치료 후 2주 이내에 완치되었다. 또한 1999년 러시아의 피부학연구소 스토얀카(Stoyanka)는 프로폴리스-로얄젤리 크림을 신경피부염과 만성 습진 등에 적용한 결과, 피부 껍질이 벗겨지는 증상이 감소하고 홍반이나 염증이 5~7일 후에 감소되었으며 다른 부작용이나 알러지 반응은 없었다.

프로폴리스 제품은 습진, 건선 등 다양한 피부 질환 치료에 효과적인 것으로 알려졌다. 크림이나 연고 형태로 해당 부위에 적용하고, 동시에 전신건강과 활력증진을 위해 내복으로 섭취할 수도 있다.

바이러스성 피부 질환

2005년 미국 미네아폴리스 의과대학 Gekker 등은 여러 지역의 프로폴리스를 가지고 항 HIV-1형에 미치는 영향을 실험한 결과, 프로폴리스가 항 HIV 활성 효과, 즉 바이러스를 억제하는 효과가 있다는 결론을 얻었다. 이처럼 프로폴리스가 바이러스성 질환에 효과적이라는 연구 결과가 지속적으로 나오고 있다.

바이러스성 피부 질환 중 대표적인 헤르페스는 통증을 수반하는 집합성 수포를 특징으로 하는 급성 염증성 피부 질환이다. 일반적으로 헤르페스라고 하면 단순포진이나 대상포진을 가리키는데, 프로폴리스를 함유한 연고나 크림의 치료 효과가 다양한 임상실험을 통해 드러나고 있다.

오스트리아에서는 21명의 헤르페스 환자를 치료하기 위해 5%의 알코올 추출 프로폴리스 용액을 환부에 바르게 했는데, 통증이 48시간 이내에 사라지고 가려움이 경감되어 3일 후에는 환자 전원이 치료되었다. 1988년 루마니아의 피부연구소 Giurcaneau 등은 재발성 헤르페스와 대상포진에 프로폴리스 제품을 적용한 후 병인의 지속기간이 짧아지고 통증이 감소하는 등 유의한 효과가 있음을 규명하였다. 1995년 캐나다 링(Ring)은 구순(구강) 헤르페스 환자 50명을 대상으로 임상실험을 한 결과, 폴란드에서 개발 특허를 받은 프로폴리스 크림 제품으로 치료한 환자들의 회복 기간이 위약 처리 환자군의 치료 기간보다 절반 이하로 줄어들었다.

11 비뇨기과 질환
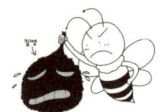

요로감염

비뇨기과 질환 및 요로기관 감염 질환에 프로폴리스가 유의미한 효능을 보인 바 있다. 여성의 경우 기존의 치료는 항생제를 반복적으로 처방하는 경우가 대부분이었는데, 장기간의 항생제 사용은 각종 부작용을 낳았다. 이에 비해 방광과 신장의 지속적인 감염 증세로 고통 받는 여성 환자나 지속적인 요로기관 감염으로 고통 받는 환자에게 프로폴리스로 치료할 경우 항생제만으로 치료하는 것보다 항생 및 자생 능력을 높여준다는 주장이 나왔다. 이 경우 프로폴리스는 용액 형태로 외용 치료하거나 캡슐이나 정제로 내복하는 등 다양하게 활용할 수 있다.

전립선염

근래에는 전십선 관련 질환을 치료하기 위해 봉산물(프로폴리스, 꽃가루, 로열젤리)을 사용하는 경우가 증가하고 있다.

1977년 불가리아 믈라데노프(Mladenov) 등은 전립선 비대 질환을 앓는 55~95세 사이의 55명의 환자를 치료하였는데, 모두 재래식 수술을 권장 받는 환자들이었다. 이 환자들을 프로폴리스로 치료하기 위해 벌꿀, 꽃가루. 프로폴리스, 로열젤리를 배합하여 개인별로 치료하는 프로그램을 개발하였는데, 치료 1~2개월 후에 환자의 95%가 통증 경감 효과를 나타냄과 동시에 전립선이 정상 크기로 복귀되었다. 프로폴리스 치료 전에 6개월간 도관(카테터)을 삽입했던 93세의 환자는 프로폴리스 치료 후 도관을 제거해도 될 정도로 충분히 회복되었다.

1999년에는 러시아 사라프(Saraf) 등은 급만성 전립선염을 가진 36명의 환자를 대상으로 임상실험을 하였는데, 프로폴리스, 로열젤리, 벌꿀을 배합한 좌약을 처방한 결과 89%가 충분히 개선되었고, 통증 감소 효과와 더불어 기본적인 혈액 및 요 검사 결과도 유의미하게 개선되었다.

12 안과 질환

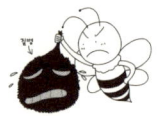

    1978년 루마니아 Baidan 등은 다양한 안질환을 치료하기 위해 2~3% 프로폴리스 점안액과 5~10% 연고를 사용하였는데, 눈 주변 조직이 이들 제품을 적용하였을 때 화상과 눈의 외상 치료에 탁월한 결과를 낳았다고 주장하였다. 특히 세균과 바이러스 염증에 대해 공히 효과가 있었다.

    또한 1997년 루마니아 양봉연구소 포페스쿠(Popescu) 등은 안과 질환 치료에 대한 봉산물의 효과를 알아보기 위해 10만 명 이상의 환자를 대상으로 21년간 조사를 하였다. 벌꿀, 로열젤리, 프로폴리스를 포함한 봉산물을 재료로 하여 세안액을 개발했으며, 임상에 사용하기 전에 동물실험을 거쳤다. 그 결과 결막염, 다래끼(안검염), 각막염, 홍채모양체염과 백내장, 세균에 의한 각막궤양 등에 최상의 효과를 얻었으며, 환자의 85% 이상에서 효과가 나타났다. 2007년 터키의 의과대학 아이세(Ayse) 등은 동물실험 결과 가시아메바 각막염의 경우 프로폴리스가 아메바 살균 특성이 있음을 보고하였다.

13 이비인후과 질환

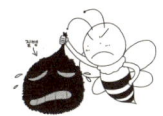

인두염

목의 질환 치료에 있어서 프로폴리스는 전통적으로 널리 민간에서 애용되어 왔다. 1971년 러시아의 과학자 크라브추크(Kravchuk)가 260명의 인두염 환자를 치료키 위해 15% 프로폴리스 추출물을 사용한 결과, 67%가 완치되었고 28%는 개선을 보였다. 이후 프로폴리스를 인후두염이나 각종 목의 질환에 사용하는 임상 치료실험이 이어졌다. 1975년 도로센코(Doroshenko)는 프로폴리스 팅크제를 가지고 238명의 인두염 환자를 치료하였다. 30%의 프로폴리스 추출물에 글리세린(복숭아 기름)을 혼합하여 10~15일 동안 환부 점막에 적용하였다. 그 결과 14%의 환자에게서 실질적인 효과가 있었고 75%는 완전히 회복되었다. 이에 프로폴리스 추출물이 인두염의 치료에 있어서 기존 조제약 효과를 증대시킨다는 주장이 나왔다. 루마니아에서는 급성 인두염, 급성 편도선염, 급성 후두염을 가진

200명 이상의 환자를 프로폴리스로 치료한 결과, 프로폴리스 치료 환자가 대조군보다 더 빨리 회복되었다. 입술 헤르페스를 포함한 다양한 점막염증 치료에도 프로폴리스를 활용했는데, 34명의 환자에게 프로폴리스 용액과 정제를 사용하자 항바이러스, 진통, 항세균과 진균효과가 있음을 규명할 수 있었다. 목 질환 치료를 위해서는 프로폴리스 팅크제를 구강에 적용하거나 삼키는 용액으로 사용할 수 있다. 다만 상업적으로 생산되는 제품은 프로폴리스 비율이 적기 때문에 경미한 염증에 사용하는 것이 좋다.

청력문제

프로폴리스는 청력문제 개선에 있어서도 전통적으로 널리 사용되어 왔다. 1973년 러시아 의사 Perhakov는 30~40%의 프로폴리스 팅크제와 올리브유 혹은 옥수수유를 혼합하여 다양한 귀의 질병을 가진 382명을 치료하였다. 프로폴리스 액에 흠뻑 적신 거즈를 환자의 귀에 3일 동안 붙여두는 치료를 10~12회 반복한 결과, 314명의 환자가 청력이 개선되었다. 1975년 불가리아 Popnikolov 등은 내이에 화농성부종을 가진 환자 40명을 프로폴리스 추출 용액으로 치료하였는데, 80%의 환자가 화농이 멈추고 청력이 향상되었다. 또한 1968~1973년에 러시아 의사 Kachnv는 알코올 추출 프로폴리스를 사용하여 급성염증 환자 68명을 치료한 결과 94%의 환자가 개선 효과를 보였다.

14 치과 질환

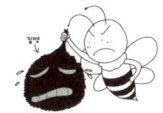

　프로폴리스는 수백 년 동안 치과 질환을 치료하는 전통적인 치료제로 널리 알려졌다. 그래서 현대에 와서도 동서양 공히 프로폴리스의 치과적 치료 효과에 대한 임상적 연구가 가장 인기 있는 영역으로 꼽혔다.
　1980년 독일 슈미트(Schmidt) 등 치은염(잇몸의 염증)과 치주질환을 가진 환자들로 하여금 프로폴리스 용액으로 양치질을 매일 하게 한 결과, 4주가 지나자 치구 형성과 잇몸 염증에 있어서 유의미한 개선 효과를 보였던 것으로 나타났다. 1983년 루마니아 Varachiu 등은 치은염 치료를 위해 프로폴리스와 로열젤리를 혼합한 제품을 생산하였고, 프로폴리스를 함유한 유사 제품이 1986년 쿠바 실베이라(Silveira) 등도 개발되어 만성 치은염의 치료에 성공적으로 사용되었다. 이로써 프로폴리스가 구강위생에 유용한 보조제로 활용될 수 있음이 규명되었다. 1987년 유고슬라비아 이브리스빅(Ibricevic) 등은 개를 대상으로 수행한 연구, 1988년 체코슬로바키아 Tomaskova등은 송아지를 대상으로 수행한 연구에도 프로폴리스가 치아의 염증 개선 효과가 있음이 밝혀졌다. 1989년 루마니아 Gafar 등은 만성 구강 질환을 치료키 위해 프로폴리스를 사용한 결과, 프로폴리스가 잇몸의 염증과 구강 점막 치료에 효과가 있음을 규명하였다. 1991년 일본 이케노(Ikeno) 등도 동물실험이 진행되었는데, 프로폴리스로 치료한 흰쥐의 경우 충치가 현저히 줄어든 것으로 나타났다.

영국에서도 치과 의술에 프로폴리스가 널리 사용되기 시작하였다. 1995년 구강궤양, 틀니의 외상 등을 치료하기 위해 치과 전문의 완더(Wander)가 프로폴리스를 사용한 결과 궤양이 2일 안에 치료되는 놀라운 결과를 얻었다. 치과 치료에 있어서 프로폴리스는 치약의 형태로, 그리고 치과 수술 시의 방부 제품으로도 권장되었다. 1996년 Steiberg 등은 구강 세균을 가진 환자 10명에게 알코올 추출 프로폴리스를 처치한 결과 분명한 항세균 효과를 증명하였다.

프로폴리스는 충치를 억제하는 효과에 있어서도 고무적인 연구결과들을 낳았다. 충치의 원인이 되는 병원체의 활성을 억제하는 효과가 드러났으며, 치주질환 원인균에 대한 성장 억제 효과 및 살균과 항균 작용이 여러 연구를 통해 밝혀졌다.

프로폴리스를 치과 질환 치료에 사용할 경우 팅크제를 활용한 치약을 사용하거나 환부에 직접 적용하는 등 다양하게 사용할 수 있다.

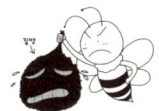

15

면역 질환

면역

  1988년 독일 합스텐(Havsteen)은 프로폴리스 내 바이오플라보노이드가 면역력 유지에 강한 영향을 끼치는 인테페론의 생산을 촉진한다는 연구 결과를 발표했다. 1996년에는 바이러스성 피로증후군을 앓은 환자 27명에 대하여 고농도의 프로폴리스 치료를 행하였는데, 환자 중 24명이 4개월 이내에 뚜렷한 개선 효과를 보였고 14명은 일상에 복귀하여 예전에 불가능했던 신체적 활동성을 회복하였다. 이 14명 중 6명은 프로폴리스 치료를 중단하자 증상이 8주 이내에 재발하였다.

  1997년 영국 뇌척수염 근육통 협회에서는 회원들에 의한 프로폴리스 사용 연구 결과를 발표하였는데, 26~67세의 58명의 환자 중 20명은 통증이 매우 심했고 12명은 일상생활이 어려운 상태였다. 이들은 캡슐, 정제와 팅크제를 매일 섭취하였는데, 58명 중 53명이 프로폴리스 섭취 후 통중 감소를 경험했다. 프로폴리스 치료를 중단한 환자의 대부분은 증상이 다시 악화되었고, 치료를 계속한 환자들은 원기와 활동력이 개선되고 감염증상은 감소하였다. 또 1994~1997년에 나이로비 ACOBOS 상담기관은 HIV와 AIDS 환자에게 프로폴리스 캡슐을 공급한 결과, 전반적으로 건강과 식욕이 개선되었고 정상적인 생활을 하게 되거나 일터에 복귀했다고 말한 환자들이 많았다.

고초열

화분증(꽃가루가 점막을 자극함으로써 일어나는 알레르기)이라고도 한다. 프로폴리스를 섭취하는 소비자 연구에 의하면 프로폴리스를 섭취하였을 때 고초열 경감을 주장하는 사용자의 숫자가 많은 편이다. 1980년 프랑스에서는 내과의사 쇼뱅(Chauvin)은 프로폴리스를 사용해 고초열 환자를 치료한 사례가 있다. 녹인 당에 알코올 추출 프로폴리스로 치료하였는데, 8일 동안 매일 섭취하게 한 결과 환자들의 대부분이 자신의 증상이 경감되었거나 확실히 완치되었다고 대답했다.

방사선 피폭

사람을 포함한 생물체가 방사선에 피폭되면 세포와의 직접적인 상호작용을 통해 원자는 이온화되고 분자는 변형된다. 최근 방사선으로 인한 합병증이나 관련 질환을 가진 환자들에 대한 프로폴리스 치료가 다양하게 연구되고 있다. 유고슬라비아와 사라예보의 방사선 연구소에서는 방사선 합병증, X-선의 과량 사용으로 인한 심한 간 손상 환자를 치료키 위해 프로폴리스를 사용한 결과 관련 질환의 감소 결과가 보고되었다. 우리나라에서는 2007년 안동대학교에서 이지훈 등은 동물실험을 통해 방사선에 노출된 조직에 미치는 프로폴리스의 영향을 연구하였는데, 프로폴리스 처방이 백혈구 수의 회복에 효과적이며 방사선으로 인한 간세포의 손상을 보호함으로써 미량원소의 방출을 억제하고 GOT의 활성을 낮춰준다는 결과가 나왔다. 또한 방사선에 노출시키기 전에 프로폴리스를 섭식한 경우 정소의 훼손 세포 수가 감소하였고 소장에서도 손상 세포와 조직이 부분적으로 정상적인 형태를 갖추는 것으로 관찰되었다.

이처럼 프로폴리스의 섭식은 방사선으로부터 직접적으로 조직을 보호하거나 훼손된 세포의 회복에 영향을 미치는 것으로 조사되었다.

※ 거듭 강조하지만 프로폴리스는 만병통치약이 아니다. 히포크라테스가 말한 것처럼 식품이 곧 약품이며 프로폴리스도 같은 맥락에서 받아들여야 한다. 이제까지 기술한 4장의 사례로 살펴보는 프로폴리스의 질병 치료는 질병에 대한 연구 및 실험 자료에 의한 의학적, 과학적 근거로만 집필한 것이다. 즉 확실한 의학적 연구결과에 근거한 자료만 기술한 것이며 이는 프로폴리스만으로 모든 질병이 치료된다는 의미와는 다르니 참고하기 바란다. 아울러 프로폴리스는 대체의학적으로 접근하기를 기대하는 바이다.

제5장

프로폴리스 일상에서 어떻게 활용할까?

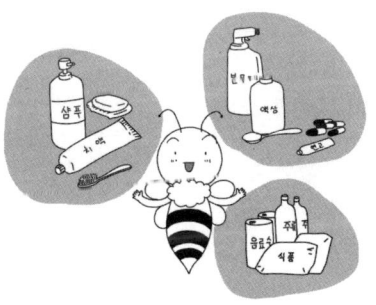

1
프로폴리스
건강기능식품 & 비의약제품으로 활용

> **건강기능식품**
> : 캡슐, 액상, 시럽, 정제, 껌, 분무제, 크림, 연고, 치약, 샴푸, 비누, 미용 화장품 등

프로폴리스가 전 세계적으로 각광을 받으면서 상업적인 제품이 다양하게 생산되고 시장도 급격히 넓어졌다. 그만큼 소비자의 선택 폭도 늘어났고 누구나 손쉽게 프로폴리스 제품을 구할 수 있지만, 과대광고를 하는 상업적인 상품에 대해서는 유의해야 할 것이다. 의약품과 비의약품이 어떤 형태로 생산되는지를 안다면 제품 선택의 안목도 늘어날 것이며 기본원리를 안다면 스스로 만들 수도 있을 것이다. 건강식품 전문매장이나 약국을 통해 접할 수 있는 프로폴리스의 건강기능식품에는 다음과 같은 것들이 있다.

캡슐(딱딱한 겔, 부드러운 겔)

다양한 건강증진을 목적으로 내복하는 용도. 딱딱한 겔 형태의 캡슐은 단단한 젤라틴의 캡슐 안에 분말 프로폴리스가 들어있고 그 외에 화분이나 식물성 물질을 첨가하여 만든다. 부드러운 겔 형태의 캡슐은 젤라틴 캡슐에 프로폴리스 액을 채우고 콩기름이나 다른 화합물을 혼합한 것이다.

액상

액체로 된 프로폴리스 약품의 기본적인 액체는 알코올, 프로필렌, 글리콜, 물 등을 사용한다. 그 외에 봉산물(로열젤리, 벌꿀), 약초 혼합물, 또는 미각을 돕기 위해 레몬주스나 감초 등을 넣기도 한다. 액체로 된 프로폴리스는 내복약과 외용약이 있으며, 목이나 치과 질환 치료를 위해 가글액의 형태로 된 것도 있다. 외용으로 사용하는 제품은 상처나 화상 같은 피부질환 치료에 주로 쓰인다. 외용제품을 사용할 때는 알코올 성분이 들어있지 않아야 자극이 없으며, 프로폴리스에 대한 알러지 여부를 확인하기 위해 헝겊이나 솜에 프로폴리스 제품을 약간 묻혀 피부 테스트를 먼저 해봐야 한다.

시럽

시럽은 프로폴리스에 벌꿀, 글리세린, 메이플시럽 등 당을 매개체로 하는 여러 성분을 혼합하여 만든다. 시럽 형태 제품은 대개 감기 치료에 사용되는 것이 많으며, 특히 어린이에게 먹이는 용도로 효과적이다.

정제

캔디 형태의 정제는 소량의 프로폴리스를 함유한 당, 설탕, 벌꿀, 인공 감미료 등을 혼합한 것이다. 인후 통증의 경감이나 구취를 완화할 때 쓰인다.

음료와 식품

프로폴리스 음료 시장은 특히 일본에서 거대하게 발전하였다. 프로폴리스는 다양한 종류의 음료에 첨가될 수 있다. 또한 다양한 종류인 음식에도 첨가할 수 있다. 예를 들어 빵을 만들 때 설탕 대신 벌꿀과 곱게 빻은 프로폴리스를 넣을 경우 프로폴리스가 효모 활성에 영향을 끼친다. 프로폴리스를 넣은 식초는 샐러드용 소스로 사용할 수 있다.

껌

치아위생을 돕는 프로폴리스 성분의 껌이 미국의 한 회사에서 생산되어 특허를 받은 바 있으며, 영국에서도 치과용 껌을 생산하였다. 단, 껌의 형태이므로 감미료 등이 첨가되어 있으며, 치아 위생을 위해서는 껌보다는 치약이나 가글액 형태의 제품이 더 효과적이다.

분무제

프로폴리스 성분을 넣은 구강과 비강 분무(스프레이) 및 연무질(에어로졸) 형태의 제품이 있다. 주로 목의 통증, 콧속 염증, 치과 질환, 구강궤양 치료에 사용된다.

크림

프로폴리스 크림은 프로폴리스 액체 1~2% 첨가를 기본으로 한 자연성분의 크림이다.

주로 건선, 습진 같은 피부 질환을 치료할 때 사용한다. 가벼운 외상과 화상 치료 시 항균용으로도 사용한다. 피부 콜라겐의 신축성을 유지시키는 노화방지용 크림 제품도 나와 있다.

연고

정제된 프로폴리스에 식물성 또는 동물성 지방을 혼합하여 만든다. 주로 피부 질환, 외상, 화상 등의 치료에 사용된다.

치약

다양한 치약 제조 회사에서 프로폴리스가 함유된 치약 제품을 생산하고 있는데, 기존 치약에 프로폴리스 성분을 소량 혼합한 것이다.

샴푸

기본 샴푸에 프로폴리스를 첨가하여 만든다. 두피 영양과 탈모 방지, 머리카락 영양, 항방부 등 다양한 기능성 샴푸로 활용된다. 두피와 머리카락 영양과 건강 개선을 위해 프로폴리스 성분이 든 샴푸를 사용하는 이용자 중에는 프로폴리스 내복약과 병행하는 경우도 많다.

비누

프로폴리스를 함유한 비누는 기존의 다양한 비누에 프로폴리스를 혼합하여 생산한다. 단단한 고체 형태와 액상비누 형태 등으로 나뉘며 피부미용과 건강, 여드름 개선 등 미용과 약용으로 골고루 활용된다.

미용 화장품

프로폴리스는 그밖에 다양한 종류의 미용제품 및 화장품에서 활용된다. 염증을 줄여주고 피부 본래의 기능을 되찾아준다는 점에서 다양하게 응용할 수 있다. 여드름이나 기미, 주근깨 같은 피부미용은 물론이고, 피부 노화(주름, 검버섯)에 효과적이며, 썬크림(화상 방지), 각질 예방(팔꿈치, 발꿈치 등), 두피 건강(탈모, 흰머리 등)과 관련한 미용 화장품이 생산된다. 현재 크림과 화장수, 팩, 바디클렌저 등으로 활용한다.

비의약제품

: 광택제, 기호품, 주류, 음료와 식품 등

질병 치료 이외의 다양한 목적으로 생산 및 사용되는 프로폴리스 제품에는 다음과 같은 것들이 있다.

광택제

프로폴리스의 보존 특성은 다양한 문화권에서 수백 년 동안 널리 알려져 있었다. 녹이나 부식을 막고 광택을 유지하기 위해 프로폴리스가 사용되었다. 양봉인의 경우 금속의 녹을 방지하기 위해 금속기구를 프로폴리스 액체에 담갔으며, 시베리아와 몽고에서는 프로폴리스 혼합물로 썰매를 관리하였다. 지금도 러시아에서는 가구의 보존과 광택을 위해 프로폴리스를 사용한다. 이때 프로폴리스:아마기름:밀랍을 2:5;1로 혼합한다.

프로폴리스 활용 사례 중 가장 유명한 것은 세계적인 명품 바이올린 스트라디바리우스에 프로폴리스 유약을 쓴 것이다. 17~18세기의 바이올린 제작자들은 프로폴리스와 밀랍을 혼합하여 바이올린 제작에 활용하였으며 악기의 음질과 색깔을 뛰어난 수준으로 유지 및 보존할 수 있다고 믿었다. 오늘날에도 현악기 제조자들이 프로폴리스 유약을 사용하고 있다. 또한 프로폴리스의 알코올 추출물은 가죽제품, 금과 은의 광택, 페인트에도 사용된다.

기호품

프로폴리스 성분을 넣은 씹는 담배는 미국에서 인기를 끌었다. 담배에 첨가한 프로폴리스는 사용자의 상태에 따라 안정감과 흥분감을 모두 제공하여 마리화나를 의약적으로 사용할 때와 같은 효과를 가져오기도 하는데 이는 프로폴리스의 마취 혹은 통증 경감 특성과 연관이 있다.

주류

프로폴리스는 보드카, 브랜디, 포도주에 첨가되기도 한다. 몇몇 동유럽 국가에서는 프로폴리스 술의 상업화가 이루어졌으며 러시아에서도 프로폴리스가 소량 함유된 보드카나 브랜디를 구입할 수 있다. 중세 유럽에서는 프로폴리스가 함유된 벌꿀 술을 제조하기도 했다. 흔히 술에 프로폴리스를 소량 첨가하여 숙성시켜 마시는 경우가 많다.

[이거 알아요?]

프로폴리스는 식품인가, 약인가?

현대의학의 창시자 히포크라테스는 '식품이 약도 될 수 있고 약이 식품도 될 수 있다' 라고 말하였다. 히포크라테스와 오늘날의 자연치료 전문가들은 식품은 건강 유지를 위해, 약은 질병을 퇴치시키기 위한 것으로 식품과 약은 상호보완적인 동전의 양면과 같다고 했다. 그렇지만 현대의 화학약품의 출현 이후(합성화학약품은 특정한 증상만 치료키 위해 설계되었다.) 식품과 약의 구분이 생겨났다. 식품에 비해 약이라고 하면 신비스럽고 복합적이며 추상적인 화학물질로 인식되곤 한다.

그럼에도 불구하고 현대인은 비타민과 바이오플라보노이드(항산화효과)가 풍부한 과일, 심장에 좋다는 마늘, 뼈를 튼튼하게 하는 칼슘, 철분이 풍부한 채소 같은 특정 생리적 효과를 충분히 인식한 상태에서 많은 식품을 소비하고 있다.

서양에서는 특정 성분이 들어간 약의 경우 면허를 가진 자만이 팔 수 있게 하였다. 유럽의 EEC 규정에 '사람 또는 동물의 질병 예방 또는 치료 효능이 있는 모든 물질과 화합 물질을 말하며 사람과 동물에 대한 진단, 회복, 교정 또는 생리적인 기능의 개선을 위해 투여하는 모든 물질 또는 화합 물질' 을 의약품이라고 규정한다. 자연의약품의 경우 생산자와 제조업자가 의약면허가 없이도 제품을 생산 및 판매할 수 있다. 이 부분에 대해서는 찬반양론이 많은데, 프로폴리스 같은 자연의약제품을 생산, 판매함에 있어 면허를 받아야 한다는 것은 물을 가지고 특허를 받는 것과 같다는 의견이 있는 반면, 자연의약 제조업자가 의약적 권리를 주장하려면 면허를 가진 자만이 공급해야 한다는 주장도 있다. 아이러니컬하게도 자연의약이 전 세계적으로 부흥하고 인기를 끌수록 등록과 생산에 대한 이견도 많아졌다.

자연의약제품의 효능을 빌미로 소비자를 속이거나 사기행각을 벌이는 생산자가 나올 것을 대비해 일반 소비자들이 믿고 소비할 수 있도록 하는 올바른 규정과 제도 확립이 필요하다는 것에 대해서는 모든 사람들이 동의하고 있다. 다만 화학물질로 만든 의약품을 평가하는 기준으로는 자연의약제품을 평가하기 어려우므로 유럽에서도 이에 관한 논쟁과 개선을 거듭하고 있다. 이에 자연의약제품 생산자와 제조자를 어떻게 보호할 것이냐와 더불어 소비자들의 현명한 선택이 필요하다.

식품의약안전처에서 건강기능식품 고시형으로 지정이 되었다. 우리나라는 식품의약안전처에서 건강기능식품 고시형으로 지정이 되었다. 총 플라보노이드 지표물질이 1%이상이 되어야 한다고 규격기준에 합격이되는 구강에서의 항균작용, 항산화작용의 효능을 표시하여도 과대 광고에 저촉되지 않게 된다.

[아하! 그렇구나!]

프로폴리스, 이것이 궁금하다! Q&A

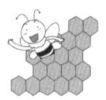

Q. 얼마나 섭취해야 할까?
A. 프로폴리스 섭취 분량은 증상과 질환의 종류, 정도에 따라 다르나 제품의 함량과 비율, 권장량을 따져야 한다.
기침이나 감기 같은 질환의 경우 증상 초기에는 많이 섭취하다가 일정 기간이 지나고 호전이 되면서 섭취량을 감소시켜야 한다.

Q. 어떻게 섭취해야 할까?
A. 프로폴리스 건강기능식품에는 캡슐, 정제, 액 등 여러 가지가 있지만 가장 좋은 방법은 원료를 그대로 섭취하는 방법일 것이다. 정기적으로 섭취하는 사람들은 주로 캡슐이나 정제 형태로 섭취하지만, 빠른 효과를 위해 액상을 선택하기도 한다. 외용으로 사용할 경우, 일반적으로 크림은 프로폴리스 함유량이 1~2%로 적은 편이고, 연고는 좀 더 함유량이 많아 25%까지 포함될 수 있다.

Q. 하루 중 언제 섭취하는 게 좋을까?
A. 대체로 프로폴리스는 식후에 섭취하는 것보다 공복, 즉 식전에 섭취하는 것이 효과가 가장 좋다. 특히 염증이나 위장과 관련된 질환 때문에 섭취할 경우 밤보다는 아침에 섭취하는 것이 좋다.

Q. 얼마동안 섭취해야 할까?

A. 대부분의 소비자들은 평소 면역력을 유지하기 위해 매일 프로폴리스 500mg을 섭취하는 경우가 많지만, 다른 자연의약품과 마찬가지로 매 6~8주마다 섭취하기를 자제하도록 권장하기도 한다. 물론 섭취 기간은 질환의 종류와 증상에 따라 달리해야 한다. - 일일섭취량 : 총 플라보노이드로서 16~17mg

Q. 프로폴리스는 의약품인가? 그리고 정통적인 의약과 함께 섭취해도 될까?
A. 프로폴리스는 건강기능식품이다. 의약제품과의 병용 섭취 여부와 방법은 전문의와 상담해야 할 것이다. 일반적으로 프로폴리스는 대사작용과 면역력을 증대시킨다는 많은 연구결과가 나와 있으며, 정통 의약품과의 상호작용에 있어서 부작용이나 문제점은 그다지 나타나지 않았다. 단, 프로폴리스에 알레르기를 나타내는 사람은 섭취에 주의한다.

Q. 어린이가 섭취해도 될까?
A. 대개 어린이의 섭취량은 성인의 절반 분량을 권장한다. 그러나 어느 경우라도 가장 적은 양으로 시작했다가 점차적으로 늘려가는 것이 좋다.

Q. 어떤 제품을 선택해야 할까?
A. 어떤 형태인지(캡슐, 정제, 액상), 프로폴리스의 함량은 어느 정도인지, 깨끗한 상태인지 확인해야 한다. 실질적으로 모든 제조업자들이 판매하는 것은 프로폴리스 원료가 아니라 정제된 제품이다. GMP 시설이 갖추어진 회사 제품으로서 GMP 인증을 받은 제품 또는 식약처에서 건강기능식품으로 허가받은 제품이라면 안전하게 섭취할 수 있다. 이때 정제된 프로폴리스의 실제적인 함유량이 명기되어 있는지 확인해야 한다.

2

부작용은 없을까?

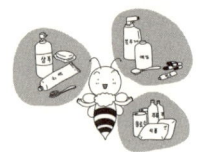

① 프로폴리스의 호전반응

호전반응이란?

약물을 복용한 결과 병상이 좋아지는 과정에서 부스럼, 습진 등 예기치 않던 반응들이 일시적으로 나타나는 것을 말한다. 이를 동양의학에서는 명현이라 하기도 하며 약의 효과를 증명해주는 것으로 인식한다. 반면 현대의학에서는 이 현상도 부작용이라고 한다.

호전반응은 지금까지 건강치 못했던 신체가 독소를 배출하고 건강한 몸으로 바뀌는 단계에서 일어나는 반응이라 정의할 수 있다. 따라서 한 고비를 넘기면 그 후는 편해진다.

프로폴리스를 섭취할 경우에도 기존의 병이 치유되는 과정에서 이와 비슷한 반응이 일어나는 경우가 많다. 건강한 사람이건 병이 있는 사람이건 신체의 일부 중 허약한 곳에 반응해서 나타난다고 생각하면 된다. 주된 증상으로 얼굴과 신체 일부분이 가렵거나 부스럼이 생기며, 습진, 변비, 설사, 눈곱, 미열, 발진, 손발 저림, 관절통, 두통, 식은땀이 나기도 한다.

프로폴리스 요법의 호전반응의 종류

독소 축적 부위 및 기관	과거 병력 현재 질환 잠재 질환	증상에 따른 반응을 실제로 느끼는 부위 및 기관	예상 가능한 호전반응 (음용 개시 후 양에 따라 다르지만 빠른 사람은 1-2주 간, 늦은 사람은 2-3개월 간 나타난다. 드물게는 1-1년 반이 지나서 나타나는 사람도 있고 전혀 나타나지 않는 사람도 있다.)	영향을 끼치는 다른 원인들 (식생활, 생활환경 등)
두부	뇌신경 피로 및 질환, 스트레스, 불면증, 만성두통, 뇌종양	두정부	• 쥐어짜는 듯한 느낌,둔중감, 무통감각, 습진, 일시적인 탈모	•감미계 식품 및 음료의 장기간 섭취과잉 •라드,헤트를 많이 **포함한** 식품의 과식, 동물성에 튀긴 음식을 많이 섭취하는 사람에게 많다 •화학조미료, 식품첨가물계의 과잉 •병치료 중 약부작용의 축적 경향 •과로,수면부족,자율신경계 (뇌)의 피로
		측두부	•피상적 두통, 흔들흔들한 느낌, 옆으로 끌려가는 느낌, 일시적인 격통, 정적이 울리는 감, 지진 때처럼 기우뚱한 느낌,	
		후두부	•뒤로 끌려가는 느낌, 머리가 무겁고, 목이 피곤함, 머리에서 몸이 떨어져 나갈 것 같은 느낌	
		전두부	•중압감, 부스럼, 두통, 미열감, 짠 땀	
안면	피로,안질환,간장의 기능 감퇴,자율신경의 실소,식생활의 흐트러짐,부절제, 축농,비염,중이염	눈 및 눈썹	•누선염,가려움(눈,눈썹),충혈,눈속의 통증, 눈곱의 대량 배출,눈가의 충혈	•자극성이 강한 식품의 과잉 섭취 •커피계 식품의 과잉 섭취 •백설탕이 많이 포함하는 과자의 과잉 섭취 •새우,오징어,문어 등 어패류의 과잉섭취 •스트레스, 지나친 흡연 •스테로이드 연고의 과다 사용
		코	•코의 고름 및 찌꺼기의 이상 배출,코막힘,일시적인 무취감,부종,콧물	
		입	•구강염 증상,입술의 건조와 버석거림,구내염,쿠취,입술의 부음	
		귀	•귀울림,귀 속의 바스락거리는 감,귓볼의 습진,콤프렉스 대량배출,가려움	
		얼굴 피부	•땀띠 모양의 붉은 습진,백분상 증상,일시적 부기,부종,가려움,통증	

제5장 프로폴리스 일상에서 어떻게 활용할까?

호흡	천식,결핵,편도선염,폐기종,감기,폐암,치아노제,인후의 통증	인후 • 인두	•땀의 대량 배출,가벼운 기침,인후의 통증,일시적 열,이물질이 걸린느낌	•부교감 신경의 긴장 •포식,과일의 과식,아이스크림,케익,커피,유지방계 식품의 과잉 •흡연
		기관지	•헛기침,가벼운 기침,탁한소리,흉부의 둔통	
		폐	•감기증상 1개월 지속,옆구리 통증,등의 통증	
소화	치육염,충치,통증,치조농양,식도암,폴립,위염,위궤양,위암,스트레스성위염,궤양성대장암	이	뜬 기분,잇몸 출혈,부음,치육염증과 통증,짓무름	•모든 신경계의 만성적인 퇴행성 경향 •지나친 식사, 지나친 술, 구운 생선의 과식 •단 것,짠 것,매운 것,산,젯물의 과잉섭취 •약의 부작용 •변비,야채부족 •입 속 불결, 외식에 치우친 식사 •신약의 부작용 •알코올 과음
		혀	1주간 전후의 짓무름과 부기,자극통,미각소실,혓바늘	
		식도	음식이 막혀있는 느낌,조르는 느낌,불쾌감,식욕없음	
		위	일과성 위의 통증,덩어리가있는 감,둔통감,둔중감,구토,메슥거림	
		소장	간헐적인 통증,배울림,이상방귀,배가 팽팽해짐	
		대장	복부의 둔통,포만감,일시적 변비,설사,두근두근하는 느낌	

부인과	자궁근종,자궁내막염,생리불순,방광염,음부염증,칸디다증,암,클라미디아,불임증	생리	•하복부통,일시적인 불순,일과성의 대량배출,또는 멈춤,방광염(과거에 병을 앓은 사람은 2-3일간 나타남),1-2주간의 부종 후 쾌유,가려움 •대량의 악혈 배출,불안감,불면,허리의 통증	
		생식기	•임신 희망자는 규칙적인 식사와 프로폴리스 병용으로 가능 체질이 된다. •양성(兩性)간의 협력을 필요로 한다	
신경	스트레스,자율신경실조증,갑상선종,바세드병,신경피로,산독체질경향,히스테리,보행장애,우울증,갱년기장애	간장	•급속하게 피로가 풀린 후 다시 탈력감이 나타나 한참 동안 계속됨. 전신에 여드름 같은 증상,습진,가려움,손바닥과 발바닥의 이상 홍반 등의 통증,요통	•체질에 맞지 않는 건강식품 남용 •치우친 식품의 장기적 섭취 과잉,커피,코코아 그 외 감미료의 대량 섭취,단맛이 강한 튀긴스낵,화학조미료를 다량으로 사용한 동물성 육류의 튀김 요리의 과식 •단맛이 강한 과일 과식 •만성적 피로의 일상생활,가정불화
		췌장	잘 때 대량의 땀이 남,오른쪽 아래 복부통,발바닥의 껍질이 벗겨짐,가려움,여드름상의 습진,과거 질환의 현소 일시적 혈당 상승,숙변배출,일상 생활의 불변,간헐적인 탈모,일시적인 변비	
신경	스트레스,자율신경실조증,갑상선종,바세드병,신경피로,산독체질경향,히스테리,보행장애,우울증,갱년기장애		•일시적 보행장애,한기,불면,아무리 자도 계속 자고 싶은 것,휘청거림,두통,미열,고열,옆걸음질,귀울림감,불안감,대인혐오,피상적인 두통,손떨림,또는 단시간의 과격한 경련 앞당기는 듯한 괴로움,목이 흔들리는 듯한 감,집중력 감퇴,어지러움,신한 동통,우울증,구토,식욕부진,안절부절,어깨의 뻐근함,아침에 일어나기 힘듬,자폐증,환각,듬듬,가려움,부종과 함께 오는 불쾌감	•체질에 맞지 않는 건강식품 남용 •치우친 식품의 장기적 섭취 과잉,커피,코코아, 그 외 감미료의 대량섭취,단맛이 강한 튀긴 스낵, 화학조미료를 다량으로 사용한 동물성 육류의 튀김 요리의 과식 •단맛이 강한 과일 과식 •두통 예방 등에 의한 화학약품의 남용 •만성적 피로의 일상생활,가정불화

피부	피부대사 감퇴,간질환,알레르기,두드러기,아토피,켈로이드체질,곰보,무좀	노폐물 축적 부위에 주징후, 그 외의 몸 전체	•부스럼,여드름상 습진,습진,건습,곰보상의 종기,붉은 발진,물질모양의 부스럼, 비상정적인 손바닥의 가려움, 문드러짐,부음,상피각질 박리,고름배출, 대량의 비듬,신맛강도의 약취	•동물성 식품의 과식 및 야채부족(특히새우, 물오징어,문어, 고래 등 피가 적은 어패류의 과잉섭취) •미네랄 비타민의 부족,동물성 비타민제의 과잉섭취 •세제, 약제 등으로 살갗이 거칠어짐
배출	간,신장질환,대장,치질환,만성변비,신장(뇨),항문,땀,숨	신장(뇨)	•1주간 전후에 빈뇨 및 결뇨,농도가 진한뇨,귀울림,부종,불쾌한 냄새의 뇨,요통 •일시적출혈,가려움,일시적 통증,일시적변비,설사,물변,찬땀,고약한 냄새,미지근한 지방상태의 땀,짠땀,입냄새,잘 때 땀이 남	•주의를 요하는 식품,열대과일,식초에 절인 콩,합성 식초드레싱,질이 나쁜 꿀,생표고버섯,인스턴트계의 가공식품,코코아,라드계식품,감자,과음,커피과식
		항문		
		땀,숨		
근육	류머티즘,신경통,뻐근한 어깨,요통	전신	•오른쪽 또는 어깨의 이상한 뻐근함,쑤시는 격통,저리는 감,쥐가남,마비감,어느쪽이든 한쪽의 둔통감,허벅지의 이상한 뻐근함,냉감,무감각감,비정상적인 발한,경련,부종,부스럼,습진,가려움	•어패류의 과잉섭취,특히 말린 음식,감미가 강한 과일과 백설탕이 많은 튀김과자와 과자의 과식 •정신적 스트레스의 축적,만성피로,과로 •만성변비 자율신경지각,운동,각 신경계의 실조 •마른체질(감자,콩제품주의) 스트로이드계의 과잉섭취 •알코올,커피류 과음에 주의
뼈,관절	마른체질,만성허약,뼈암,통풍,척추측만증	진신	•마디마디의 통증,부음,쑤시는 통증,일시적 보행장애, 등 뼈부위의 통증,관절통,오래된 상처의 쑤시는 감,꼬리뼈 부근의 통증, 쑤시는 경향,일시적 발열,일시적 불면	

순환	심질환, 각종 신장질환, 피로, 혈액병, 노폐물 과잉체질, 엄, 결림과 통증, 고혈압증, 저혈압증	심장	•등 부위의 통증,결림,가슴 둔통,어깨 팔의 통증,일과성 박동 증감 일시적인 흉부의 괴로움,가벼운 혈떡임, 두근두근	•만성적 과로,스트레스 •정제염의 과잉 섭취 •혈액,체액,림프액의 오탁경향, 육류의 과잉 섭취,식물성 미네랄,비타민 부족 •감미료의 과잉섭취 •변칙적인 자세의 작업
		임파계 혈액		
		체액	부종,나른함,단기의 복통, 요통,무릎의 통증,일시적인 빈혈,노폐림프액의 배출, 출혈,냉증,일과성 어지러움, 유방 부근의 통감, 물질 증상의 습진, 일시적 부음, 진무름,종기,일시적인 고혈압 증상,일시적 불면	

② **프로폴리스의 부작용**

부작용은 호전반응과 어떻게 다를까?

부작용이란 약물이나 조제를 사용하는 목적 이외의 결과를 뜻한다. 약물에 의한 유해 작용, 특히 그 투여로 효능을 추구하는 것과 다른 조직이나 기관 계통에 미치는 해로운 영향을 말한다. 부작용인지 호전반응인지는 어떻게 알 수 있을까? 호전반응이 일정기간 경과 후 경감되는 것과 달리 부작용은 증상이 거듭되어 고통이 심해지는 것이 특징이다.

부작용은 어떤 것이 있을까?

프로폴리스는 인류 역사에서 수천 년 동안 천연항생물질로 존재해 왔지만, 현대의 환경오염, 즉 납, 농약, 방사능 같은 요소들로 인해 자연 의약품에 있어서도 주의할 점이 많아졌다. 신뢰할 만한 제조업체라면 제품 생산시 이러한 오염 요소들을 제거할 것이다. 부작용과 관련해서는 1,000명 중 1명 꼴로 프로폴리스에 알러지 반응이 있을 수 있다. 전 세계 의학계에 알려진 프로폴리스 섭취 후의 부작용 사례는 다음과 같다.

대만 국립의과대학에서는 급성 인두염에 프로폴리스를 섭취한 후 6시간 후에 부전실어증과 침흘림, 호흡곤란, 청색증, 의식상실 후 졸도한 첫 사례를 보고하였다. 결과적으로 이 환자는 질식과 저산소증으로 사망했다.

2004년 아일랜드 블랙(Black)은 프로폴리스가 함유되어 있는 음부 습진 치료제를 바른 환자가 알러지 반응을 보인 바 있다. 1996년 이탈리아 의사 스테파니아(Stefania) 등은 40세의 HIV-1 양성인 여성이 입 안에 통증성 궤양이 있었는데, 30%의 프로폴리스를 매일 30방울 15일 동안 섭취하고 중단한 지 한 달 후에 프로폴리스를 다시 섭취했다가 병인이 도지기 시작하였다. 이에 프로폴리스를 비롯한 다른 약제를 중단하고 1주일 후에 피부 반응 시험을 하자 알러지 양성반응이 나타났다. (그러나 다른 건강한 성인 8명 및 알러지 가족력이 있는 HIV 양성 환자 10명에게 시험을 했을 때는 음성이었다.)

찰과상 부위에 브라질산 20% 프로폴리스 로션을 바르고 7일 후 림프절증 증세를 가진 육아종성 접촉피부염으로 진행되어 내원한 환자의 경우, 이 피부염이 프로폴리스에 의해 유발된 것임이 확인된 사례가 있다. 이 환자에게 육아종성 피부염이 생긴 것은 프로폴리스가 피부에 스며든 것이 아니라 감염과 염증 조절을 담당하는 표피(epidermal Langerhans cell)에 스며들어 생겼을 것으로 추측되었다. 이 환자는 프로폴리스 로션 사용을 중단하자 병인이 소실되었다.

또한 2002년 의사 Lieberman과 그 동료들도 69세 남성 바이올린 제작자가 프로폴리스 접촉 알러지 피부염을 일으킨 사례가 발표되었다.

외용제는 사용 전 피부 알러지 테스트가 필수

프로폴리스의 알러지 원인은 아직도 알려져 있지 않으나, 대개 봉산물(꽃가루, 꿀)에 알러지가 있는 경우가 많다. 정제된 프로폴리스에는 꽃가루도 벌꿀도 함유되어 있지 않지만 몇몇 제조업체에서는 프로폴리스에 꽃가루를 포함시키기도 하므로 표시 성분을 확인해야 한다. 알러지 반응은 프로폴리스를 외용으로 적용할 때보다는 내복으로 섭취하였을 때 드물게 나타난다. 또한 피부가 붉어지거나 가려운 알러지 반응이 있을 수 있으므로, 이를 시험하기 위해서는 사용 전에 헝겊에 적셔 피부 테스트를 먼저 해야 한다. 또한 프로폴리스를 과량 섭취했을 때 설사의 원인이 될 수도 있다.

③ 프로폴리스의 독성

약과 독은 용량 차이일 뿐이다

독성학의 대가인 스위스의 파라셀수스는 '용량을 초과해 사용되는 모든 화학물질은 독성물질이다'라고 역설을 한 바 있다. 다시 말하면 '독성 없는 약은 존재하지 않고, 모든 약은 독으로 작용할 수 있으며, 약과 독은 용량 차이일 뿐'이라는 것이다.

독성이란 표적생물에 대한 약이나 화학물질의 모든 해로운 효과를 말한다. 독성에는 급성과 만성이 있는데, 급성 독성이란 어떤 물질의 단일 용량을 단시간에 (경구)투여하거나 24시간 내에 여러 용량을 투여할 때 일어나는 해로운 효과를 말한다. 만성 독성은 수명의 일부 기간(10% 미만) 동안 어떤 화학물질을 매일 반복하여 (경구)투여했을 때 발생하는 해로운 효과라고 정의한다. 만성 독성의 대표적인 예는 음식물 중의 식품 첨가물 또는 잔류 농약을 매일 섭취하는 것이다.

독성 연구 결과는?

프로폴리스의 공정과 추출 방법은 비표준화이기 때문에 적정량과 치사량을 측정하기 어렵다. 다만 동물실험을 통한 다음과 같은 독성 보고가 있다.

예를 들어 1993년 Arvounet 등은 쥐의 체중 kg당 프로폴리스 추출액 7,340mg 이상 구강 투여시 50%의 치사량(LD50)임이 보고된 바 있지만, 1977년 Hrytsenko 등은 체중 kg당 2,050mg에 50% 치사량(LD50)이고 체중 kg당 2,750mg에는 100% 치사량(LD100)이라고 보고되어 독성 보고 결과가 불일치하였다. 1979년 기살베르티(Ghisalberti) 실험에서는 체중 kg당 350mg을 투여한 생쥐에는 독성이 없었으나 알코올 추출 프로폴리스를 체중 kg당 700mg 투여한 후에는 50% 치사량(LD50)을 기록한 바 있다. 1991년에는 10마리의 생쥐에게 체중 kg당 700mg를 경구투여한 후 48시간까지 징후를 관찰하였는데 48시간 이내에 폐사한 쥐는 없었다. 1978년 Kleinrok 등의 실험에서는 생쥐에게 에탄올 추출 프로폴리스(EEP)를 복강 투여한 결과, 운동량 감소, 저체온증 등 약한 전신적인 영향을 가지고 있다는 결론이 나왔다. 1998년 이현수의 연구에서는 생쥐에게 프로폴리스 2,400mg/kg을 복강 내 주사하고 2주일간 관찰하였으나 전혀 독성을 나타내지 않았다.

용량을 달리하여 독성을 측정한 다양한 동물실험에서도 특이할 만한 독성이 없다는 결론이 많았다. 1994년 Kaneeda 등은 프로폴리스 추출물로 만든 현탁액을 5주령 생쥐에게 2,230~4,000mg/kg 투여한 결과, 2주 후 폐사가 없었고 체중도 정상적이었으며 부검에서도 이상한 점이 없었다. 1991년에는 쥐 실험군에게 30일 동안 매일 1,875mg/kg, 60일 동안 매일 2,470mg/kg의 프로폴리스 음용액을 투여하였는데, 임상적 징조, 행위, 요배설, 체중, 사망률에 변화가 없었다. 1991년에 이케노(Ikeno) 등은 시행된 흰쥐 실험에서도 63일 동안 음용수에 1mg/ml 비율로 프로폴리스를 투여한 결과, 폐사되거나 프로폴리스로 인한 독성은 발견되지 않았다.

프로폴리스의 피부 과민 실험도 시행되었다. 1987년 동물실험에서 프로폴리스 희석액을 돼지의 피부에 적용했을 때 20% 희석액에서 자극과민반응이 나타났으나, 1993년 Arvouet-Grand 등은 토끼 실험에서 추출액과 연고를 적용했을 때는 자극과민이 없었다. 이는 오늘날 화장품과 피부 크림에 프로폴리스가 널리 이용되고 있는 것을 설명할 수 있다.

중금속과 납

프로폴리스에는 중금속과 납이 함유되어 있을 수 있는데 이때 납은 대기 중에서 또는 수확과정에서 혼합되었거나 프로폴리스 추출과정에서 함유되는 것으로 추측된다. 2006년 아르헨티나 살레스(Sales) 등은 전통적인 방법인 쐐기로 채취하는 것과 그물망 또는 채취기를 이용하여 채취하는 방법 차이에 따라 납의 함량이 차이가 난다는 결과를 얻고 프로폴리스 채취 시 채취기 또는 그물망을 권장하는 것으로 결론을 지었다.

프로폴리스 제품 구입 시 식약처 GMP 인증을 받은 업체이거나 기능식품으로 허가를 받은 제품은 규격심사를 필한 제품이므로 믿고 사용해도 된다.

[이거 알아요?]

동물 치료에도 활용되는 프로폴리스

환경파괴적인 성장촉진제와 항생제의 자연적인 대안

프로폴리스가 인간의 질병을 치료하는 데 성공적이었던 만큼 농장의 동물들과 가축의 치료에도 역시 효과가 있다는 것은 놀라운 일이 아니다. 서구권과 동유럽, 특히 러시아에서 많은 연구가 수행되고 있다.

구소련에서는 동물 치료에 있어서 프로폴리스의 중요성을 1970년대 수의학계에서 보고한 바 있다. 보고에 의하면 동물의 화상, 상처, 종기, 피부질환, 유방염을 치료하기 위해 프로폴리스 추출물이나 연고를 쓸 수 있다고 하였다. 어린 동물들의 소화기 질환이나 호흡기 질환에 특히 추천되었다. 1989년 중국 농림부 루이야(Ruiya) 등이 프로폴리스가 동물 치료에 있어서 세균을 방지함을 인정하는 등, 프로폴리스가 병원균에 의해 영향 받는 가축 치료로 유용하다는 것을 인정하였다.

가축에게 성장촉진제와 항생제를 과도하게 투여하는 것은 축산업이 직면한 위기와도 직결되어 있다. 동물 치료에 있어서도 자연의학의 중요성이 주목되는 바, 프로폴리스는 의심할 여지없이 큰 부분을 차지하고 있다.

소

모스크바의 과학자들이 유방염(항생제를 사용해 치료한 유방의 급성 염증)에 걸린 28마리의 소를 프로폴리스 액으로 치료했다. 프로폴리스 유상액 7ml을 8일 동안 매 24시간마다 3번 투여했다. 그 결과 화농성 유방염은 한두 번의 치료만으로 세균이 급격히 감소하였고, 보통의 유방염은 5~7일 내에 치료되었다. 1980년대 폴란드 과학자들도 소 146마리의 유방염을 성공적으로 치료해냈다. 과학자들은 또한 프로폴리스가 항생제에 내성을 갖게 된 미생물에도 효과적이라는 사실에 주목했다.

프로폴리스는 소의 출산 시 자궁 수축의 강도와 횟수를 증가시키는 영향력이 있으며, 소와 송아지의 바이러스 면역력에도 작용하는 것으로 드러났다. 1988년 체코슬로바키아 Tomaskova 등은 프로폴리스가 송아지의 이빨 치료 속도를 높인다는 것을 밝혀냈고, 1990년 이탈리아 과학자들은 곰팡이에 감염된 소를 프로폴리스로 치료했다. 동물 치료에 관한 프로폴리스의 흥미로운 효과는 1987년 헝가리 Budicza 등에 의해 밝혀졌다.

어린 송아지가 먹는 우유에 프로폴리스 추출물을 혼합해 투여하자 설사가 줄고 체중도 빨리 증가되어, 프로폴리스가 동물의 성장과 건강에 전반적인 효과를 가져오는 자연적 대안으로 제시되었다.

1999년 한국 권명상 등도 송아지의 설사와 감염 치료를 위해 먹이에 프로폴리스를 추가한 결과 치료에 큰 효과를 보여, 프로폴리스가 자연적인 항생요법에 건강한 대안을 제공할 수 있음을 암시했다.

돼지

돼지에게 마비를 일으키는 바이러스 질환인 오제스키 병은 한때 영국에서 심각한 풍토병이었다.

1976년 러시아 연구자 Belozerova 등은 프로폴리스 주사가 일반 백신보다 항체생산력을 3~4배 높여준다는 것을 발견했다. 또한 백신을 접종한 돼지는 도살 후에 내부 장기 손상이 많았지만 프로폴리스를 추가로 투여한 돼지는 그렇지 않았다.

더구나 프로폴리스로 치료한 돼지들은 대조군보다 항체형성이 2~3배 증가되었다. 돼지 연구 중에 가장 주목된 것은 어린 돼지의 먹이에 프로폴리스를 사용한 것이었다. 1983년 루마니아 Buhatel 등의 연구에 의하면 새끼돼지 먹이에 프로폴리스를 혼합하자 대조군보다 성장발육이 좋았고, 이로써 프로폴리스가 돼지의 소화기 질환을 예방하며 소화력을 증진시킴을 알 수 있었다.

오늘날 영국을 비롯한 여러 국가의 돼지농장에서는 항생제와 성장촉진제 사용이 제한되었다. 이에 수의사들과 사육사들은 프로폴리스의 성장촉진능력과 치료 효능 등 전반적인 건강 촉진인자로서의 유용성에 주목하게 되었다.

가금류

루마니아의 과학자들은 닭 등 가금류의 먹이에 프로폴리스를 혼합했을 때 먹이량을 줄여도 체중은 줄지 않는다는 것을 발견했다.

또한 이달리아 보노미(Bonomi) 등도 닭의 사료에 프로폴리스를 첨가했을 때 달걀 생산량이 약 6% 증가하고 달걀 무게도 1.27% 증가하였으며 닭의 체중도 6% 이상 증가하였고 5.46%의 사료 효율성을 나타낸다는 결과를 얻었다.

또한 프로폴리스는 닭의 사망률이나 난황의 색에는 영향을 미치지 않는다고 했다.

양

1974년 루마니아 사타(Satta) 등은 심각한 화농성 창상을 입은 양 12마리를 프로폴리스로 치료한 결과, 초기에는 항생제와 프로폴리스의 차이가 크지 않다가 12~14일 후에는 프로폴리스가 강한 치료효과를 나타냄을 발견하였다. 1980년대 중반 우루과이의 농업 과학자 Munoz 등도 발 부위 감염증에 걸린 양 80마리 치료에 프로폴리스를 사용하여 높은 치료 효과를 얻었다. 이미 1973년 불가리아 Tsakov는 양과 개의 외과수술에서 프로폴리스의 국소 마취효과에 관하여, 프로폴리스의 마취효과와 노보카인의 효과 사이에 별다른 차이점이 없다는 놀라운 결과를 얻었다.

토끼와 쥐

1980년대 중반 쿠바 Havana 대학 홀랜즈(Hollands) 등은 프로폴리스의 항 기생충 성질에 대한 연구를 수행하였다. 토끼 동물실험을 통해 기생충에 감염된 토끼에게 프로폴리스를 첨가한 용액을 투여한 결과 기존의 기생충 치료제보다 우수한 치료효과를 나타냈다.

연구실의 실험쥐를 비롯한 설치동물과 소동물들은 프로폴리스의 약리학적 능력의 범위를 시험하는 데 극도로 유용하다. 1990년에 일본 이케노(Ikono) 등은 치아질환 유발 세균에 감염된 쥐실험 결과 프로폴리스의 항세균 효과 및 치아에 있는 당의 파괴능력을 증명하였다.

물론 동물을 사육하는 농부들의 입장에서는 프로폴리스의 비싼 가격과 자연적 생산량의 한계가 지적되었고 단기간의 효과가 보이지 않는다는 점에서 인내를 필요로 할 것이다. 그러나 치료뿐 아니라 성장촉진인자로서의 프로폴리스의 사용에 관해서는 여전히 큰 호응을 얻고 있다. 예를 들어 사료 소비량을 줄이면서 가축의 체중을 늘리는 프로폴리스의 효능은 식량부족 문제를 해결하는 자연적인 열쇠가 될 수 있을 것이며, 가축의 전반적 건강을 향상시키는 프로폴리스의 잠재력을 주목해야 할 것이다.

애완동물, 사육동물

최근 가축 치료를 위해 자연생산물을 사용하는 비율이 크게 증가했다. 영국에서는 1990년대 중반 프로폴리스가 유행하면서 습진, 관절질환, 호흡기 문제, 창상, 감염 등의 문제가 있는 애완동물을 프로폴리스로 치료하는 현상이 조금씩 시작되었다. 영국의 한 개 주인은 특정 종에 흔히 나타나는 귀의 만성 감염 치료를 위해 프로폴리스 용액을 사용한 후 깨끗이 나았다고 보고했다.

또한 프로폴리스를 투여한 애완동물의 전반적인 건강이 향상되고 피모 윤기가 향상되었다고 알려졌다.

개에 이어 고슴도치 치료에도 프로폴리스가 사용되어 영국 내에서 화제가 된 바 있다. 영국의 한 고슴도치 보호구역에 사는 고슴도치들이 화재와 환경오염으로 인해 바늘이 손상되고 화상을 입었는데 프로폴리스 용액과 크림으로 치료한 후 완치되어 야생으로 돌려보내졌다. 미국에서는 애완 조류를 위한 프로폴리스 제품을 생산했는데, 이 제품을 새의 사료에 첨가하자 새들이 조류 바이러스에 영향을 덜 받았고 깃털의 상태도 좋아졌다.

동물 조련사나 사육사들의 경우 동물의 건강과 공연능력을 향상시키는 방법으로 프로폴리스를 사용했다. 프로폴리스는 노쇠한 말의 컨디션을 회복시키고 경주마의 경쟁력 향상에도 도움을 주었다. 한 경주마 조련사는 프로폴리스를 섞은 사료를 말에게 먹여 면역력이 좋아지는 것을 발견하였고 실제로 미국에서는 프로폴리스를 비롯한 벌 생산물들을 경주마에 사용해왔다.

제 6 장

프로폴리스 생산현장

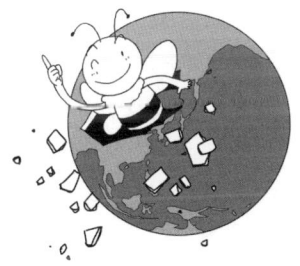

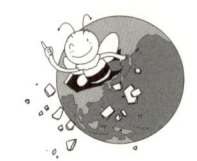

자연의약 시장을 강타한
프로폴리스

상업적 부흥기를 맞다

　1980~1990년대는 자연의약의 개화기였다. 프로폴리스는 1970년대 영국의 건강식품점에 등장하기는 했지만 상업적으로 큰 인기를 끌기 시작한 것은 1990년대부터였다. 1993년 영국의 건강잡지에 프로폴리스의 특성에 대한 기사가 실리고, 1994년 만성 천식, 관절염, 습진 치료에 대한 프로폴리스의 효능이 신문에 실리면서 불과 두 달도 지나지 않아 건강식품점에서 프로폴리스는 최고의 인기를 누리기 시작했다. 그 후 프로폴리스 제품이 폭발적으로 생산되면서 벌꿀과 프로폴리스에 대한 찬사가 이어졌다. 그러나 이러한 상업적 성공에 찬물을 끼얹은 사건이 발생했다. 1994년 후반, 런던의 한 프로폴리스 제품에서 납 수치가 허용치보다 높게 함유된 것이 적발되었다.

납 발견 파문, 그리고 그 후

프로폴리스는 대부분의 건강식품과 마찬가지로 의약이 아닌 식품으로 판매되었으므로 영국의 식품 규정에 의해 관리되었다. 이 규정에 따르면 납이 1ppm 이상 함유되면 소비자에게 판매될 수 없는데, 해당 생산품은 1,500ppm이 함유된 것으로 분석되었다. 시장의 다른 제품을 시험하였을 때도 허용치 이상의 납이 함유된 것으로 발견되었다. 그리하여 영국 농림부에서는 프로폴리스의 판매 금지를 고려하던 중, 농림부와 보건부에서 1ppm 이상의 납이 함유된 제품은 시장에서 판매를 금지시켰다.

이후 논쟁을 거쳐 납 수치에 대한 규정을 정하기로 하고, 다른 식품군, 예를 들어 토마토케첩에 납 함유량을 15ppm까지 허용한 식품법을 근거로 하여, 40ppm을 허용량으로 정하기로 하였다. 당시 대부분을 차지했던 중국산 프로폴리스는 약 2~300ppm 함유되었으며, 러시아산 프로폴리스는 10~50ppm 사이의 낮은 수치였고, 유럽산 프로폴리스는 10~30ppm이었다. 이후 프로폴리스 제조업자들은 프로폴리스가 시장에서 살아남으려면 납을 제거할 수 있는 새로운 정제방법을 찾아야 할 것임을 자각하였고 이는 곧 현실화되어 수많은 제조회사가 그 방법들을 연구하게 되었다.

만병통치약일까?

　우리나라는 불과 몇 해 전만 해도 프로폴리스가 생소했으나, 호주나 뉴질랜드 등의 해외 여행객들이 잦아지면서 관광 상품으로 인기를 끌고, 사용을 해 본 사람들 사이에서 입소문을 타 요즘에는 하나의 만병통치약인 양 급속하게 퍼지게 되었다.

　그러나 프로폴리스가 정말 만병통치약일까? 절대 그렇지 않다. 가격에 비해 최상의 가치가 있다고 볼 수만은 없고 실제로 최상의 질을 가진 프로폴리스를 얻기도 어렵다. 그러나 다른 건강식품에 비해 인류가 수천 년 동안 사용한 자연의약품이라는 사실만은 분명하다. 이에 소비자들은 프로폴리스에 대해 정확히 알고 사용해야 할 것이다.

[아하! 그렇구나!]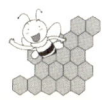

유럽에서 프로폴리스 시장을 개척한 회사는?

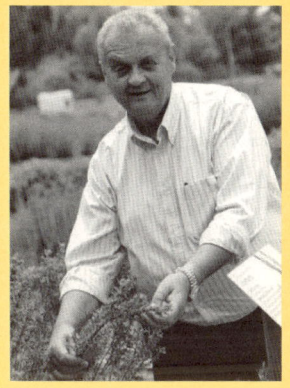

소리아 나투랄사의
안토니오 에스테반 회장

유럽에서 프로폴리스를 30년 동안 연구하고 생산한 대표적인 회사는 스페인의 '소리아 나투랄(Soria natural) 사'이다. 이 회사는 약초와 프로폴리스의 특성과 효과를 입증한 이 분야의 개척자이다. 현재 소리아 나투랄은 스페인의 피토테라피아(fitoterapia) 분야에서 선두를 달리고 있다. 피토테라피아는 약초를 가지고 치료한다는 뜻이다.

스페인의 소리아에는 가라이(Garray)라는 작은 동네가 있는데, 가까이에 누만시아(Numancia) 유적지와 우리비온(Uribion) 산기슭 평지가 있다. 이곳 두에로(Duero) 강 옆에는 소리아 나투랄 실험실이 있다. 해발 1250m 고도의 땅에서 소리아 나투랄이 직접 채소와 약초를 재배하고 사용한다. 이곳의 혹독한 기후와 청정한 환경은 약초들의 효능을 촉진시켜주며 오염도 거의 없다. 이러한 환경은 소리아 나투랄 제품들의 품질을 좋게 하고 특성화에 기여했다. 사제 개발하고 설치한 제조과정과 공정을 통하여, 그리고 실험실의 연구와 품질관리 부서를 통하여, 모든 브랜드의 품질을 부장하고 있다.

유럽 자연의학 및 약초치료 분야의 선두주자

예전에 스페인에서 자연의학 시장은 거의 개발되지 않았다. 그러던 중 소리아나투랄이 1982년 자연의학의 대가인 안토니오 에스테반에 의해 설립되었다. 1970년대에 안토니오 에스테반은 가라이에서 기어박스 공장을 운영했으나 심각한 경기 침체에서 살아남을 수가 없었다. 그 후 안토니오 에스테반은 몸과 영혼을 바쳐 소리아나투랄 프로젝트를 결심했다.

처음에 그는 비닐봉지에 약초를 포장해서 팔기 시작했다. 그 후 보다 정교하고 새로운 기술을 도입, 약용식물 수집 및 처리를 위한 작은 공장을 설립하기로 했다. 이것이 소리아나투랄의 모태이다.

현재 400명 이상의 전문가들이 두 군데의 생산 공장과 실험실에서 근무하는데, 하나는 가라이에, 또 하나는 멕시코에 있다. 또한 미국, 독일, 포르투갈에 지사를 두고 있으며, 전 세계 24개국에 제품을 수출한다. 이제까지 생산된 제품만 700종 이상이다.

철저하게 보증된 청정제품 및 꾸준한 연구

소리아나투랄은 매년 매출의 5%를 새로운 제품 연구와 약용 식물에 투자한다. I+D+I 의 실험실을 운영하여 이 분야의 역동적이고 유동적인 시범공장의 모범을 보였고, 실험실에서는 배양도 할 수 있다. 또한 새로운 제품군 목록을 마련하기 위하여 신제품 개발 연구를 비롯, 암 연구센터 연구의제 등 병원, 대학 및 여러 연구센터와 함께 공동 연구를 진해한다. 200여 종 이상의 유기농 약초를 300헥타르에 이르는 농장에서 직접 재배하며 이 약초들을 제품에 50% 이상 사용한다. 특히 모든 제품 제조를 유럽 표준 ISO 14001(2004년)을 기준으로 하여 효율적인 환경관리 시스템으로 구현한다. 이 혁신적인 시스템은 ISO 9001에 추가되며 엄격한 제조기준자의 요구 사항을 충족하는 것으로, 세계 어디서든 위생당국에 소리아나투랄의 기준을 보증할 수 있으며, 이렇게 보증된 기술위원회 ISO / GC / 176과 GMP에 의해 모든 제품을 제조한다.

소리아나투랄에는 두 부서가 있다. 하나는 Omeosor(동종요법) 제약사업부로서 기존 의약의 최신 발전과 자연의학을 결합하여 약물을 다양한 방법으로 설계하고 개발하기 위해 1995년에 설립되었다. 세계적인 생물의약품 실험실의 으뜸이며 GMP의 규정을 정가한 최첨단 시설 및 장비를 갖추고 있다. 또 하나는 유기농식품의 생산 및 마케팅에 초점을 맞추고 있다. 이는 유럽연합(EU)이 요구하는 모든 법적 및 기술적 요구 사항 준수를 보장한 가스티야레온의 공인 유기농협회의(CAECIL)가 보증한 것이다.

그동안 소리아나투랄은 스페인의 자연의학의 명예를 위해 노력해 왔다. 이 회사의 성공 요인으로는 엄격한 품질관리, 야심찬 연구 계획, 개발 및 혁신, 전문가들의 적극적인 참여를 꼽을 수 있을 것이다.

2
프로폴리스 이렇게 생산된다

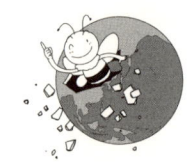

① **채취하기**

　꿀벌은 지구상의 남, 북위 20~40도 사이에 서식하며, 모든 지역에서 프로폴리스가 생산된다. 각 지역의 수목류 및 계절과 기후에 따라 수집 양은 달라지며, 우리나라는 6월 초~9월까지 4개월간 2~3회 채취한다. 공식적인 통계는 아니지만 총생산량은 2001년도 기준 8~10톤으로 추정되었다. 1981년 오치(Ochi)와 1987년 안드리히(Andrich) 등이 외국의 조사에 따르면 벌통 하나에서 매년 10~300g(1/3~10온스)의 프로폴리스가 생산된다. 정확한 양은 벌의 종류, 식물 공급원, 기후와 채취 방법에 따라 다양하다. 추정컨대 벌통 하나에서 매년 평균 300g이 생산된다.

　프로폴리스의 가장 큰 상업적 생산 제조국은 중국이다. 그 외에는 러시아, 유럽, 남미, 호주, 뉴질랜드, 미국이 있다. 또한 프로폴리스의 상업적 생산을 늘이려는 국가들이 증가하고 있다. 아프리카는 의학 이외의 목적으로 전통적으로 프로폴리스를 사용해왔던 곳이다.

정제하지 않은 프로폴리스 원료는 국제적으로 kg당 약 15~20달러인데, 1970년대에 프로폴리스가 서양에서 처음 상업적으로 생산되었을 때는 미국 양봉인으로부터 kg당 200달러에 구입되었다. 채취 후에는 분류, 청결, 운반, 계측, 포장과 운송에 따라 비용이 든다.

프로폴리스는 전통적으로 벌통 입구, 벽, 틀, 덮개에서 긁어 채취했다. 이 방법은 지금도 널리 쓰이고 있는데, 덮개나 입구보다는 틀에서 채취하는 것이 더 깨끗하다. 예전의 양봉인들은 프로폴리스를 별로 채취하지 않았으나, 상업적 수요가 늘면서 채취 기구를 마련하게 되었다.

가장 간단한 프로폴리스 채취기구는 나무틀로 만들어 벌통의 수평 교차구역에 넣는 것이다. 나무 외에 플라스틱 덮개 형태도 있다. 채취기에 프로폴리스가 채워지면 꺼내어 냉장고에 넣는다. 프로폴리스는 차가워졌을 때 잘 부서져 처리가 쉬워진다. 중국에서는 좀 더 효율적인 채취기구를 개발하기도 하는 등, 상업적인 요구에 부흥하되 좀 더 질 좋은 프로폴리스를 채취하기 위한 방법들이 고안되었다.

프로폴리스 원괴를 채취할 때는 대개 망사를 활용하는데 이때 화학적 마대나 담요 등은 절대 사용해서는 안 된다. 또한 이물질이 들어가지 않도록 채취하여야 하며 추출 전 꼼꼼하게 선별해야 한다.

채취시기

멍석망을 사용하면 4월 중순부터 수집이 가능하나, 트랩을 사용하면 아까시꿀 채밀에 지장을 줄 수 있으므로 아까시꿀을 채밀한 후에 프로폴리스 채취를 시작한다. 채취는 벌이 월동준비를 시작할 무렵인 9월 하순

~10월 초순까지 할 수 있다.

채취기구

멍석망을 사용할 때는 밝은 색(흰색, 황색, 녹색 등) 멍석망을 사용해야 생산량이 좋다. 멍석망 2장을 밀착시켜 설치하며, 이때 멍석망은 여유 있게 재단하여 좌우 길이가 넉넉하게 한다.

프로폴리스 채취기를 이용할 경우 화대 트랩을 소비상잔과 밀착시켜 설치하고 그 위에 개포로 덮는다. 상포는 흰색의 밝고 통풍이 잘 되는 것으로 멍석망 위에 밀착시켜 덮고, 이때 상포에 빛이 들어갈 수 있도록 봉상 뚜껑을 약간 열어두어 내부를 밝게 한다. 그래야 벌들이 프로폴리스로 더 많이 바르게 된다.

채취관리

프로폴리스가 충분히 채워지면 좌우로 이동하여 소비상잔과 채워지지 않은 공간을 채우도록 이동 설치한다. 3~4주 후 전면이 채워지면 멍석망 2매 중 밑에 있는 것만 빼내고 위의 것을 소비상잔과 밀착시켜 다시 덮은 다음 새 멍석망을 그 위에 덮어 2매로 한 후 상포는 그대로 설치한다. 채취기구인 경우도 멍석망과 동일하게 관리하나, 기구를 바꾸어놓고 그 위의 멍석망과 상포는 계속 사용한다. 또한 환기와 채광을 위해 관리 시 멍석망, 기구, 상포 등이 소비상잔과 밀착되도록 항상 주의하여 뚜껑을 닫는다.

채취할 때는 멍석망에 붙어있는 꿀벌 사체, 밀랍 덩어리, 나무조각, 불순물을 완전히 제거해야 한다. 소비상잔이나 벌통 윗부분을 긁어낼 때도 나무조각, 페인트, 꿀벌 사체, 이물질이 섞이지 않도록 주의한다. 채취는 저온에서 반드시 고무장갑을 착용한 후 깨끗이 털어내고, 털어낸 멍석망은 재차 사용한다.

채취된 프로폴리스는 반드시 밀봉하여 어두운 곳이나 차광 용기에 보관하며, 섭씨 10~15도 이하로 유지한다. 이때 공기 및 햇빛에 노출되지 않도록 주의한다.

> **[전문가 톡톡]**
> **프로폴리스 진위 여부를 판단하는 요령은?**
> ☞ 신선한 우유 100ml를 컵에 붓고 그 속에 프로폴리스를 분쇄하여 또는 프로폴리스 추출액 3방울 이상을 넣고 4일간 실온(24℃)에 방치한다. 우유가 변패하지 않으면 질 좋은 진짜 프로폴리스이다.

② 추출과 정제하기

프로폴리스를 추출하고 정제하여 사용하는데, 전통적인 방법은 알코올로 정제 추출하는 것이다. 프로폴리스가 대량으로 상업적으로 생산되는 요즘은 뛰어난 추출기술이 발전 중이다. 특히 환경오염 등으로 인한 납, 중금속, 농약, 방사능 성분의 정제는 제조업자들의 주된 관심거리로서, 정제기술의 지속적인 발전이 요구되었다.

그러나 지나친 정제로 인해 프로폴리스 본연의 성질과 모습을 파괴하는 결과를 가져오기도 하였다. 어떤 용도의 제품을 생산하느냐에 따라 추출방식은 달라진다.

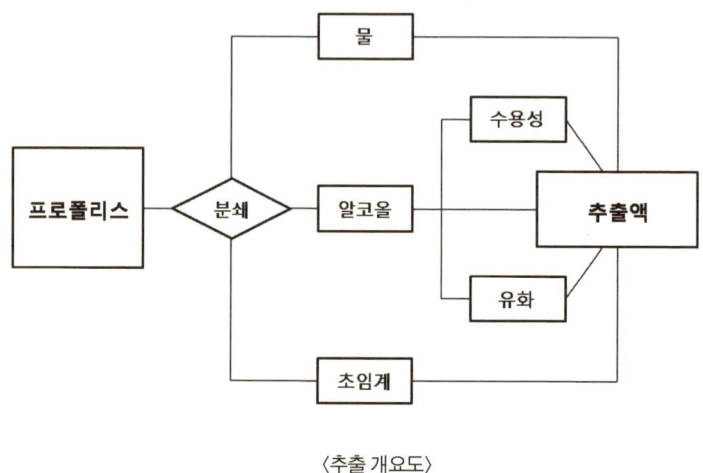

〈추출 개요도〉

프로폴리스는 고형 프로폴리스와 액상 프로폴리스로 구분하는데, 일반적으로 이용하는 것은 액상(EEP:ethanol extract propolis)이다. 액상도 용매에 따라 추출 방법이 다르다.

[전문가 톡톡]

*무알코올 수용성 추출액과 물 추출법은 다르다
- 무알코올 수용성 추출 : 1차 에틸 알코올(발효주정)로 추출한 후 알코올을 제거하고 수용이 가능토록 제조된 추출액을 일컫는다.
- 물 추출 : 프로폴리스 성분 중 물에 녹는 성분(전체 성분 중 2.5%)만 얻고자 추출하는 것을 일컫는다.

〈알코올(에탄올)을 사용한 추출〉

대부분의 상업적 정제과정은 알코올을 사용한 추출이다. 일반적으로 에탄올(발효주정)을 사용하여 추출하며(EEP:ethanol extract propolis) 약리학적 및 임상시험에서 자주 사용된다. 내복용 프로폴리스를 만들 때는 순수한 알코올을 사용하는 것이 중요하다. 변성 알코올은 화학물질을 첨가한 것으로서 내복했을 때 독성이 있을 수 있다.

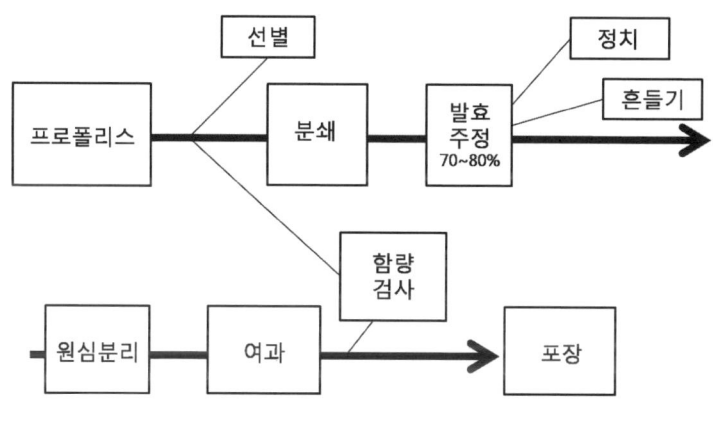

〈알코올 추출 개요도〉

프로폴리스 1kg에 70~80% 에탄올 액 2~3L와 함께 16일 이상 하루 2~3번 흔들어 혼합해가며 추출한다. 프로폴리스 량은 발효주정(에탄올) 2~3L에 추출된 플라보노이드 등 성분 함량을 측정한 후 조절할 수 있다.

추출에 사용할 때는 높은 도수의 알코올을 사용해야 효과적이며, 활성원소의 요소를 최대한 추출하기 위해 여과를 하기 전에 2~3주 동안 알코올에 담가두는 것을 권장한다. 이보다 더 오래 프로폴리스를 담가두어도 추출량은 증가하지 않는다.

프로폴리스를 열로 녹이면 추출 과정이 빨라지며, 수지와 밀랍 분리 작용을 하지만, 계속적인 고온은 원료를 변질시키거나 바이오플라보노이드의 생화학적 구조를 파괴하므로 좋지 않다. 가열한 프로폴리스 액체를 4㎛의 작은 구멍을 가진 여과기에 주입하여 파편이나 덜 녹은 납 등을 제거한다.

알코올을 제거해야 할 경우 실험실이나 대형 제조업체에서는 증기나 열을 적용하여 알코올을 제거한다. 그러나 여기에는 잠재적인 위험성이 있으므로, 대개 상업화 과정에서는 진공건조나 냉동건조 또는 분무건조를 사용하여 제거한다.

〈주정이나 소주로 추출〉

에탄올 추출법과 같이 프로폴리스 1kg을 주정 70~80% 액 2~3L에 혼합하여 추출한다. 소주는 알코올 농도가 낮으므로 장기간(1년 이상) 담가 가능한 한 매일 흔들어 혼합하여 추출하는 것이 좋다.

〈물을 사용한 추출 및 수용성 분말〉

물(증류수) 혹은 끓는 물에 프로폴리스는 담가 추출하는 것이다. 밀랍에는 유효성분이 없고 물에 녹지 않는다.

이 과정은 오로지 물에 녹는 원소만 추출하며, EEP와 똑같은 항세균과 항곰팡이 특성을 갖는다. 일반적으로는 알코올 추출에 비해 생리적 효과는 부족하다고 알려져 있으나, 물을 사용해 추출한 분말의 항암효과도 잘 알려져 있다.

프로폴리스 섭취자가 증가함에 따라 수용성 추출에 대한 요구가 증가하였다. 예를 들어 무슬림 국가에서는 알코올이 금지되어있고 일본에서는 프로필렌글리콜 사용이 금지되어 있다.

불가리아에서는 알코올 추출 방법을 응용하였고, 이탈리아에서는 미세 캡슐화 과정의 특허를 받았으며, 영국에서는 건조과정에서 프로폴리스의 분진 크기를 감소시키기 위해 교질 맷돌을 사용하였다.

메이플 시럽에 든 프로폴리스 생산품은 이 기술을 이용 개발한 것이며, 프로폴리스 효능을 증대하고 특히 어린이용 제품을 위해 수용성 추출 기술을 활용했다.

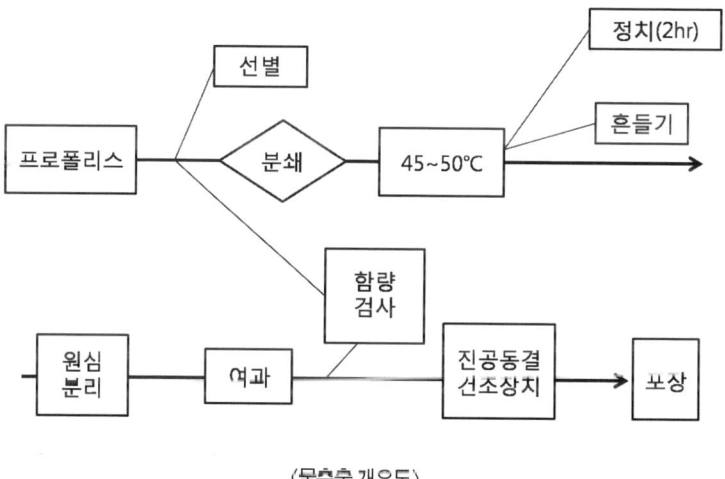

〈물추출 개요도〉

① 원괴를 잘게 부수어 1:5ml 비율로 섭씨 50도 전후의 열탕에 6시간 넣어두면 원괴 표면의 밀랍이 녹아 수면 위로 뜨므로 쉽게 제거되고 프로폴리스 성분이 충분히 용출된다.

② 추출액 10,000rpm에서 10분간 원심분리 상등액을 취하고 침전물을 한 번 더 같은 방법으로 한 다음 1과 2를 여과 후 동결건조한 원말을 300~400매쉬의 밀가루보다 약간 큰 고운 가루로 한다. 보통 11~13%의 회수율이다.

③ 고운 가루의 프로폴리스에 활성수를 가한다. 온도를 섭씨 50도 전후로 하며 감압한다.

④ 추출액을 동결건조한다.

* 프로폴리스 분말에는 항암성분이 포함된 것으로 밝혀졌다.

* 물을 사용해 추출한 분말은 수용성이므로 2차 가공에도 용이하다.

〈초임계 추출법〉

이산화기체를 섭씨 100도 온도에서 수십 기압으로 처리하면 액체 상태로 되는데 이를 초임계상태라 하며 액화 이산화탄소(초임계 상태의 액상 이산화탄소는 무독이며 다른 화합물과 반응하지 않는 안정된 액체이다.)로 추출한다. 액화 이산화탄소 추출법으로 추출하면 프로폴리스의 향 성분이 남으며 산패 방지 효과가 있고 항알러지 성분이 많다는 특징이 있다. EEP보다 플라보노이드 성분은 적으나 항알러지 활성은 5~10배나 강하며 특히 항암 활성이 높은 것으로 나타났다.

〈프로필렌글리콜로 추출〉

프로필렌글리콜(propylene glycol)을 사용한 추출 과정은 알코올의 경우와 유사하다. 그러나 프로필렌글리콜은 알코올보다 점도가 있어 녹는 농도가 다르므로 용제 제거 방법과 증발 방법에 있어서도 차이가 있다.

〈기름을 사용한 추출〉

복숭아기름, 아몬드기름. 올리브기름 등을 프로폴리스 추출에 사용할 수 있다. 이는 매우 서서히 진행되는 과정이므로 상업적 생산에는 적절하지 않다. 개인적으로 크림을 만드는 것과 같은 소규모 제조에 적당하다.

[전문가 톡톡]

허가되지 않은 제품이나 알코올과 프로폴리스 추출액 그대로의 상태는 주류로 구분되어 건강기능식품으로 판매할 수 없다.

프로폴리스는 약이 아닌 건강기능식품이므로, 과대 허위광고 등의 실정법에 위배되지 않도록 유의해야 하며, 학술적 발표와 체험사례를 토대로 소비자가 판단하도록 하여 신뢰를 갖고 꾸준히 섭취할 수 있도록 해야 한다.

건강기능식품 중에서는 프로폴리스만이 유일하게 '구강 항균, 항산화 효과'라는 용어를 사용할 수 있으며 이는 허위 과대광고 기준에 저촉되지 않는다.

3

소비자가 꼭 알아야 할 것은?

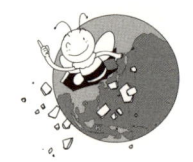

프로폴리스는 의약품이 아니다

　1994년 영국에서는 프로폴리스 관련 제품이 최고의 자연건강보조제로서 불티나게 팔렸다. 제조업자들은 자신의 생산품이 가장 순수한 프로폴리스 제품이라고 주장했으나, 몇몇 생산품은 질이 조악하였고 심지어 어떤 경우에는 프로폴리스가 함유되지 않은 제품도 있었다. 그러나 소비자들은 질 좋은 상품과 가짜 상품을 식별할 방법이 없었다.

　이러한 문제는 프로폴리스만이 아니라 단기간에 극적인 인기를 끄는 다른 자연식품에서도 벌어지는 현상이다. 따라서 조악한 질의 제품, 혹은 가짜 제품이 범람하는 것을 막기 위해서는 제도 개선과 표준 규정 및 철저한 관리가 요구되었다.

　이는 우리나라도 마찬가지다. 현재 프로폴리스 제조업자들이 프로폴리스를 의약품으로 언급하는 것은 불법이다. 건강기능식품에 관한 법률에 의하면 질병의 예방 및 치료를 위한 의약품이 아니라는 내용의 표현을 표시하도록 되어있다.

그럼에도 불구하고 판매업자와 제조업자들은 프로폴리스에 관하여 언급하거나 광고를 할 때 이 점을 법령에 저촉이 되지 않게 교묘하게 피하여 얼핏 약으로 오인하게끔 하는 경우가 많다. 방송, 신문, 잡지 등의 보도 내용을 보면 사실 확인도 하지 않고 내보낸 내용이 다시 인터넷 등의 매체로 확대 재생산 되어 잘못된 정보가 퍼져나가기도 한다. 이는 동서양을 막론하고 프로폴리스 상업화에 따라 직면한 문제다.

자연의약품의 정보, 그리고 소비자 보호

그렇다면 소비자는 정확한 정보를 어떻게 얻어야 할까?

영국의 경우 1994년에 프로폴리스 안내국이 설치되어 프로폴리스에 관한 책자와 정보지를 간행하며 문의를 받는다. 간행물 일부는 일본어, 한국어로도 번역되었으며, 소비자들에게 좋은 정보를 주기 위한 많은 일들을 하고 있다.

우리나라의 경우 제조업체의 홍보 외에는 프로폴리스에 관한 전문적인 정보를 제공하는 곳이 부족하였으니 한국양봉협회에서, 그리고 2006년에 발족한 한국바이오프로폴리스 연구회에서 활동을 하고 있다.

그럼에도 불구하고 제공되는 정보가 아직 부족하여 소비자가 무엇을 선택해야 하고 어떤 제품이 좋은 질을 가진 것인지에 대해 여전히 혼란

스럽다. 따라서 소비자에게 좋은 정보가 풍부하게 제공될 필요가 있고, 건강식품사용자들의 권리가 보호될 수 있도록 여건이 개선되어야 한다.

[아하! 그렇구나!]

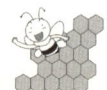

상식으로 알아둬야 할 건강기능식품 표준규정

우리나라에서 건강기능식품은 24개 품목으로 한정되어 있어, 새로운 기능성 식품과 외국 건강기능식품을 국내에서 제품화하기가 어려웠으며, 기능이나 유용성 표시도 그 범위나 방법이 극히 제한적이어서 기존 식품위생법에 의한 관리 체계로는 한계가 있고 이 분야에 앞서 있는 미국, 일본 등에 비해 경쟁력이 약한 실정이었다. 이에 건강기능식품에 관한 법률이 제정 공포됨에 따라 건강기능식품의 안전성 확보 및 품질 향상과 건전한 유통 판매 질서를 확립함으로써 국민의 건강 증진과 소비자 보호와 건강기능식품 산업의 건전한 육성과 발전을 도모하였다.

이는 건강식품의 범위를 프로폴리스 등 24종의 식품과 조제유류, 영양보충용식품, 식사대용식품 등 특수영양식품, 인삼제품 등 열거식으로 인정하던 것을 '인체의 구조 및 기능에 대하여 영양소를 조절하거나 생리학적 작용 등과 같은 보건 용도에 유용한 효과를 얻기 위해 원료나 성분을 사용하여 정제, 캡슐, 분말, 과립, 액상, 환 등의 형태로 제조 가공한 식품' 이라고 정의함으로써 그 범위를 포괄적으로 정하였다.

과학적, 객관적인 평가를 거쳐 기능성, 유용성이 충분히 인정된 식품과 성분을 점차 건강기능식품으로 확대할 수 있도록 하고 그 품목을 공전 규격화 하였다. (부록

참조) 제조업은 식약청장의 허가, 수입업은 식약청장에게 신고, 판매업은 시도지사에게 신고로 할 수 있도록 했다.

제품 표시는 소비자에게 제품에 대한 정확한 구매 정보를 제공하는 데 있기 때문에 먼저 의무적으로 표시해야 할 사항과 해서는 안 되는 금지 표시 및 광고를 나누어서 정했다.

소비자 보호를 위한 의무 표시 사항은 다음과 같다.

①건강기능식품 ②영양성분 및 함량, 영양소 권장량에 대한 비율 ③섭취량 및 섭취방법, 섭취 시 주의 사항 ④유통기한 및 보관방법 ⑤질병치료를 위한 의약품이 아니라는 내용의 표현

또한 금지된 내용은 다음과 같다.

① 질병 치료에 효능 효과를 표방하는 내용 또는 의약품으로 혼동할 우려가 있는 내용의 표시나 광고 ② 사실과 다르거나 허위 또는 과장된 내용의 표시나 광고 ③ 소비자를 기만하거나 오인, 혼동시킬 우려가 있는 내용의 표시 광고 ④ 한약의 처방전을 포함하여 의약품의 용도로만 사용되는 명칭 ⑤ 사전에 심의를 받지 아니하거나 심의 결정된 내용과 다르게 표현하는 내용의 표시 광고

건강식품은 기능성, 유용성 등 품질이 확실히 보장돼야 하고 이를 위해서는 전문적으로 엄격한 관리가 이루어져야 하기 때문에 일정한 자격을 가진 자를 품질 관리인으로 선임하도록 하였다.

제조업자는 제조 가공하는 식품에 대하여 기준 규격에 적합한지 여부에 대한 품질 관리를 의무화하고, 식약청의 GMP시설 기준 고시 준수업소를 기준 적용업소로 지정한다.

[이거 알아요?]

해외의 프로폴리스의 표준 설정

자연적 생산품은 어쩔 수 없이 기후, 식물, 계절 등의 요인에 의해 성분이 다양해지므로 표준 설정이 어렵다. 청결도, 밀랍 비율, 순도, 색깔 같은 표준치는 일찍이 동유럽에서 주로 개발되었다. 그러나 프로폴리스의 화학적 구성을 더 잘 이해하고 질적 평가를 하기 위해서는 정교한 기준이 요구되었으며 이에 분석기술의 개선과 개발이 진행되어왔다. 프로폴리스 내의 물질 성분에 대한 각 나라의 표준치는 다음과 같다.

〈동유럽의 표준〉

프로폴리스의 정부 표준은 구 소련과 루마니아에서 처음 나타났으며, 의약품과 건강 제품으로서의 사용을 둘 다 규정하였다. 기본 표준은 1977년 러시아 지역 기준에 의해 설정되었다.

추출할 수 있는 물질	21.93± 2.22%
산화능력치	17.08± 5.52%
밀랍	27.11± 7.68%
폴리페놀	14.66± 2.34%
기계적인 불순물	9.76± 1.81%

〈일본의 표준〉

일본의 프로폴리스 시장은 2차대전 후 거대한 일본교민사회가 브라질에서 프로폴리스를 들여와 공급했던 1980년대부터 성장하기 시작했다. 당시 프로폴리스 가격은 영국보다 평균 5~10배 높을 정도로 비쌌다. 1995년 일본의 건강영양식품협회와 소매업협회에서는 프로폴리스에 대한 표준을 발표하였는데, 플라보노이드 함량에 초점을 두었다. 프로폴리스 내의 플라보노이드의 최소 함량은 중국산 6%, 브라질산 3%로 설정되었다. 그밖에 납(200ppm 이하), 비소(2ppm이하) 등의 물질 범위도 언급하였으며 원천 프로폴리스에는 잔류농약, 항생제, PCBs(polycholor-biphenyl) 등이 들어있지 않아야 한다.

〈영국의 표준〉

1995년 영국 복지부는 납 함유 문제를 해결하기 위해 해당 프로폴리스의 판매금지조치를 내렸다. 그리고 영국 건강식품 제조협회(health food manufacturers association : HFMA)는 프로폴리스에 대한 표준을 작성토록 임무를 받았다. 이는 상업시장 경쟁 속에서 합법적인 제조업자를 보호하고 소비자를 보호하기 위함이었다. 이를 위해 HPLC(high performance liquid chromatography 고속액체크로마토그래피)를 사용하여 프로폴리스의 바이오플라보노이드 성분을 분석하였으며, 프로폴리스 내에서 반드시 특효를 필요로 하지 않는 주요 확인 성분으로 3개의 플라보노이드를 선정하고, 이 3가지 성분이 프로폴리스 생산품에 존재할 경우 고유함량을 시험하고 규격에 합치되도록 하였다.

이러한 표준은 원료 프로폴리스와 정제된 프로폴리스로 나뉘는데, 정제된 프로폴리스는 최소 2%의 바이오플라보노이드가 함유되어 있어야 하며, 납, 비소는 1ppm 이하, 추출에 따른 밀랍은 5% 이상 함유되지 않아야 한다. 영국 건강식품제조협회의 모든 회원 제품은 이 표준에 부합해야 한다. 또한 제조업자는 특징 생산품이 표준에 적합한지 소비자에게 알리기 위해 생산품에 표시 성분을 인쇄해야 한다. 단, 프로폴리스의 생리적 효능에 대한 것은 포함되어 있지 않다. 예를 들어 생산품이 항세균 또는 항염증 효과가 있는지에 대해서는 소비자가 궁금해 하더라도 알리지 않게 되어 있다.

[이거 알아요?]

일본의 거대한 프로폴리스 시장 현황

일본의 프로폴리스 시장은 300억 엔 규모(2005년 통계)에 이르는 확고한 자리를 차지하고 있다. 대체의학과 관련하여 의료계에서도 신뢰도가 높아 프로폴리스를 치료요법으로 응용하는 사례가 많으며 수많은 대체의학 전문가들이 프로폴리스를 신뢰하며 직접 섭취하는 것으로 알려져 있다.

일본에서 유통되는 프로폴리스 원료의 80% 이상은 브라질산이며, 여기에 중국산, 뉴질랜드산 원료가 뒤를 잇고 있다. 소비 형태로는 액상이 많지만 캡슐과 과립도 호응을 얻고 있고 캔디 제품도 호응도가 높다. 또한 음료 시장도 확대되고 있어 드링크제 등이 출시된 바 있다. 또한 복합적 기능성을 도모하여 글루코사민과 혼합한 형태의 제품이 치과를 중심으로 호평을 받은 바 있다.

일본의 프로폴리스 시장은 우리나라에 비해 규모가 크고 앞서서 발전되었으며 각종 검증된 데이터를 기반으로 하는 고기능성 제품으로 자리잡았다. 또한 다양한 분야에서 다각도의 임상실험이 활발히 이루어져왔으며 일본 프로폴리스 협의회에서는 프로폴리스의 항산화 기능을 수치화하여 각종 홍보 자료로 활용하였다. 일찍이 일본에서도 프로폴리스 제품에 대한 규격 기준의 통일, 저질품 추방을 위한 유통망 정비, 통신판매 시장 확대 등에 대한 논의가 활발히 지속되면서 프로폴리스 시장 확대를 위한 관계자들의 노력이 이뤄졌으므로 이러한 과정을 우리나라에서도 적극 참조하여 국내 시장 발전에 활용할 수 있을 것이다.

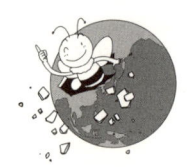

내 몸에 꼭 맞는
맞춤형 프로폴리스 만들기

좋은 원료를 구해 내 몸에 맞게 만들어보자

프로폴리스처럼 하나의 물질이 여러 가지 성분을 포함하고 있는 물질도 드물다. 인체에 비유한다면 하나하나의 성분이 세포라 치면 그 세포가 모여 조직을 이루고 조직이 기관을 이루어 최종적인 인체가 되는 것과 같다.

각 세포의 역할이 서로 체계화되어 전혀 다른 역할을 하듯이 프로폴리스 내 각 성분이 서로 유기적으로 체계화하에서 전혀 다른 약리작용을 하는 것이다.

프로폴리스는 좋은 원료를 구할 수 있다면 누구나 자기 몸에 필요한 형태로 만들어 사용할 수 있다. 국내에서도 전문 프로폴리스 제조업체의 식약처 GMP인증을 받은 업체에서 OEM생산을 하는 것이 가장 좋은 방법이다.

국내 프로폴리스 전문 제조 식약처 GMP 인증업체

업체명	인증년도
㈜가보팜스	2007년
한국양봉농협	2011년
비엔케이	2014년

① **팅크제**

팅크제는 면역력 증대, 기침이나 감기 예방을 위해 평소 매일 하루에 몇 방울씩 섭취하는 용도로 쓰인다. 베인 데, 벗겨진 데, 화상, 피부염, 상처와 염증을 치료하는 데 사용하기도 한다.

팅크제 속의 수지는 용기 속에서 딱딱하게 되는 경향이 있으므로 따뜻한 물이나 주스, 차에 타서 섭취하는 방법이 있다.

또 벌꿀과 팅크제를 혼합하여도 되고, 빵에 몇 방을 떨어뜨려 먹어도 된다.

프로폴리스의 농도를 간단히 환산하는 방법은 두 가지가 있다. 한 가지는 최종 만들어진 팅크제 중에 주입된 용액의 량에 녹아 있는 프로폴리스는 건강기능식품 공정에 무게를 환산하는 것이다.

두 번째는 선택한 용액의 량과 프로폴리스의 량을 알고 환산하는 방법이다.

어느 방법을 사용해도 무방하나 두 번째 방법이 간단하고 더 실질적이어서 추천하고자 한다.

알코올의 사용에는 두 가지 중요한 것이 있다.
첫째, 개인용 팅크제를 만들려면 먼저 주정 알코올 또는 음용(소주 등)을 사용해야 한다.
둘째, 주정의 알코올 희석 농도에 따라 프로폴리스의 활성 원소의 추출이 달라진다.
많은 연구 자료에 의하면 70~80% 농도에서 추출하면 유효한 많은 프로폴리스 내 활성 원소를 얻는 것으로 나타났다.

〈만들기〉
- 오염물질을 제거한 프로폴리스를 저온에서 분쇄한다.
- 깨끗한 항아리 등 용기에 분쇄한 프로폴리스를 넣는다.
- 알코올을 붓고 뚜껑을 닫아 1주일 이상 어두운 실온에 보관한다. 최적의 추출을 위해 7~12일간 보관한다.
- 약간의 가온이 용해를 돕는다는 주장도 있으나 이는 바이오플라보노이드 등 성분이 손실되는 만큼 가능한 낮은 열에서 사용하는 최선이다. 또한 알코올은 높은 가연성 액체이므로 불 가까이 두지 말아야 한다.
- 최종 용액은 고운 천 또는 종이 여과지를 통하여 초벌 여과를 한다. 옥양목이 이상적이나 커피 여과기도 사용해도 된다.
- 여과된 팅크제를 하루 동안 냉장고에 보관한다. 이를 다시 조밀한 여과기를 사용

하여 여과를 한다.
- 여과를 마친 액은 깨끗한 채색병에 보관한다. 직사광선을 피하도록 한다.
- 프로폴리스 팅크제는 자체적으로 살균 성질을 가지고 있으므로 무기한으로 보관해도 상관이 없다. 이때 30% 이상 알코올 농도로 만든 제품이 보존하기에 효과적이다.
- 프로필렌글리콜을 사용하여도 방법은 똑같으나 프로필렌글리콜 1L에 원료 프로폴리스 100g 비율이 적당하다. 단, 프로필렌글리콜 용제보다는 알코올 용제가 더 효과적이다. 또한 프로필렌글리콜을 사용하여 프로폴리스 용해를 하려면 가온이 필요하다.

〈주의사항〉
- 팅크제 사용 전 반드시 소량을 환부에 적용해보고 특이반응이 관찰되면 중단한다. 사람에 따라서는 1% 이하의 프로폴리스에도 특이반응을 하는 경우도 있다.
- 팅크제의 수지성 성분은 상처의 부위에 막을 형성하기 때문에 붕대 등을 덧댈 필요가 없다. 프로폴리스는 조직의 재생을 돕고 출혈과 통증을 감소시키는 것으로 알려져 있다.
- 프로필렌글리콜 팅크제는 알코올에 비해 쑤시거나 따갑지 않기 때문에 오히려 상처와 화상 등 외용에 더 적당하다. 그러나 복용하게 된다면 1일 1.5g 이상은 복용하지 않는 것이 좋다. 복용만 할 경우 알코올 추출 팅크제가 낫다.

〈더 알기〉
1. 백분율 (%) 농도
① 중량 백분율 농도(W/W%) : 용액 100중의 용질의 양을 g수로 표시한다.

예) 프로폴리스 농도(W/W%)=× 100

② 용량 백분율 농도(V/V%) : 용액 100ml 중의 용질의 양을 ml수로 나타내며 농도도 동시에 표시한다.
예) 프로폴리스 농도(V/V%)=× 100

③ 중용량 백분율 농도(W/V%) : 용액 100ml 중에 함유되어있는 용질의 양을 g수로 표시한다.
예) 프로폴리스 농도(W/V%)=× 100

2. 밀리그램 백분율 농도(mg%) : 용액 100g 또는 100ml 중에 함유되어 있는 용질의 양을 mg수로 표시한다.
예) 프로폴리스 농도(mg%)=× 100

② **분무제**

알코올 또는 프로필렌글리콜로 추출한 프로폴리스 용액을 스프레이(분무) 형태로 구강과 비강의 질병 치료에 사용한다. 필요에 따라서는 이 분무액에 알코올성 한약 추출을 적당하게 혼합하여 사용하기도 한다.

〈재료〉

5% 프로폴리스 추출물(알코올 또는 프로필렌글리콜로 추출) : 1

유칼립투스나 민트 추출물 : 20

〈만들기〉

- 선호하는 맛의 추출물을 선택하여 혼합한다.
- 혼합해 희석한 액을 분무기 용기에 담는다.
- 외상, 심하지 않은 감염, 화상 등 환부에 뿌린다. 구취제거에 탁월한 만큼 구강궤양과 비강출혈에도 치료 효과가 있다.
- 경우에 따라 분무액을 전량 프로폴리스 용액으로 사용할 수 있다.
- 프로필렌글리콜 용액은 알코올 용액보다 빨리 증발되지 않아 사용하기 더 좋으며 특히 환부에 적용했을 때 쑤시지 않는 이점이 있다.

③ 벌꿀복합제

벌꿀복합제(propolmel)는 본래 전립선 질환의 치료와 위장 염증 예방을 위해 개발되었던 것으로 벌꿀, 프로폴리스, 화분 및 이외의 성분을 혼합한 것이다.

〈재료〉

25% 프로폴리스 추출물 : 1

벌꿀 : 7

신선한 화분 : 2

〈만들기〉

- 위 비율로 혼합을 한다. 단, 벌꿀은 몸의 안정을 되찾는 반면 화분은 혈압을 상승케 하는 경향이 있다는 주장이 있으므로 벌꿀, 프로폴리스, 화분의 혼합 비율은 개인적인 경험을 필요로 한다.
- 특별한 효과를 얻기 위해 이외 봉산물 또는 한약을 첨가하여 사용할 수 있다. 예를 들면 만성 질병, 수술 후 회복을 위해 로열젤리, 소량의 인삼, 연꽃 추출물, 자양강장제 등을 첨가하는 것이다.

〈더 알기〉

propolmel = propolis + mel의 합성어

mel : 벌꿀(봉밀), 봉밀(벌꿀)약, 약재를 섞은 벌꿀의 복합제

④ **프로폴리스+벌꿀**

벌꿀을 프로폴리스에 첨가하는 것은 프로폴리스의 독특한 맛을 중화시키는 데 있어서 탁월한 방법일 뿐 아니라 서로 보완적인 작용을 한다. 또한 어린이들로 하여금 프로폴리스를 섭취케 하는 탁월한 방법이다.

벌꿀과 프로폴리스 혼합제품은 주로 화상 치료에 사용해 왔다. 화상 부위에 꿀벌과 프로폴리스 혼합물을 바르고 붕대로 씌워 나을 때까지 놔둔다. 프로폴리스와 벌꿀의 혼합 제품은 유색 용기에 넣어 시원한 장소에 보관한다.

⑤ 바셀린연고

알코올과 글리콜로 추출한 프로폴리스 팅크제를 온수조에 넣어 알코올과 글리콜을 증발 제거시키고 끈적끈적한 상태로 농축시켜 만든다. 궤양, 화상, 농양 등의 상처에 외용으로 사용한다. 개방된 상처에는 처음에 상처 부위 바깥쪽 둘레부터 바르기를 권장한다. 시간이 지남에 따라 환부의 중앙을 향해 점진적으로 부위를 넓히며, 상처가 완전하게 완쾌될 때까지 꾸준히 적용한다.

〈재료〉
알코올로 추출한 경우 : 프로폴리스 추출물 1, 바셀린 20
글리콜로 추출한 경우 : 프로폴리스 추출물 1, 바셀린 10

〈만들기〉
- 위의 비율로 배합을 하여 진하게 될 때까지 서서히 혼합시킨다.
- 이를 다시 온수조에서 손 또는 전기 혼합기로 연고가 형태와 짙은 검은 색으로 될 때까지 잘 섞는다.

⑥ 연고

기름을 기초로 만드는 연고로, 환부에 부드럽게 마사지하여 여러 가지 피부질환에 이용할 수 있다.

〈재료〉
밀랍 : 1
프로폴리스 추출물 : 2
라놀린(lanolin:양모 추출 기름) : 7
야자버터, 카카오 또는 유사한 물질 : 10

〈만들기〉
- 수조에서 밀랍을 녹인 후, 라놀린에 넣고 서서히 젓는다.
- 혼합물이 식으면 버터와 균질하게 혼합된 프로폴리스를 섞는다.

⑦ 크림

시판되는 기본 크림에 프로폴리스를 첨가하는 것이다. 첨가 비율의 적당량은 보통 1~5% 사이이다. 대부분의 크림은 수분 베이스이므로 프로필렌글리콜 용액이 더 효과적으로 크림에 혼합된다.
프로폴리스 크림은 프로폴리스의 수축력으로 인해 주름 개선과 얼룩

방지에 효과적이라는 주장이 있다. 대부분의 기본 크림은 보습성, 회복성, 치유성을 목적으로 만들어지는데 여기에 프로폴리스를 적당량(무게의 1~2%) 첨가함으로써 기능을 증진케 할 수 있다. 프로폴리스 크림은 건선과 같은 곰팡이성 피부 질병 치료에도 효과적이다. 알러지 반응이 있을 경우 순한 크림을 사용하는 것으로 효과를 볼 수 있다.

⑧ 페이스 마스크와 마사지오일

프로폴리스로 만든 페이스 마스크는 피부 노화 방지와 활력에 효과적이며, 기존의 페이스 마스크와 같은 방법으로 사용할 수 있다. 또한 마사지오일은 피부세포 재생과 활력에 좋다.

〈페이스 마스크 재료〉
충전재(백토나 벤토나이트 등) : 5
50% 글리콜 용액 : 4
50% 프로폴리스 용액 : 5
적당한 향수 또는 기름

〈만들기〉
- 먼저 프로폴리스 추출물과 글리콜을 혼합한다.
- 이 혼합물에 중전재와 향수를 넣어 혼합한다. 여기에 적절한 약초액 등을 첨가하

여 여러 가지를 만들 수 있다.

- 이를 하룻밤 동안 안면에 두껍게 바른다.

〈마사지오일 만들기〉

프로폴리스 추출물 : 1

기본 기름(해바라기유, 포도씨유, 올리브유, 아몬드유 등) : 2

전통적인 마사지오일 : 20

이를 혼합하여 피부에 부드럽게 마사지한다.

⑨ 정제(알약)

프로폴리스 정제는 시판되는 것이 많으나 개인용으로 만드는 방법도 있다.

〈재료〉

아라비아고무(gum arabic) : 1

물 : 1

프로폴리스 추출물 : 1

분말 설탕 : 10

꽃가루 또는 밀가루

향료

〈만들기〉
- 물과 아라비아고무를 섞는다.
- 프로폴리스 추출물과 꽃가루, 설탕 또는 밀가루를 혼합하여 균질 덩어리가 될 때까지 서서히 휘젓는다.
- 딱딱해지면 설탕가루에 올려놓고 밀가루반죽 밀 듯이 얇게 늘인다. 틀이나 판 위에 놓고 단단하게 건조되면 자른다. 치과 치료 후 또는 구강 궤양의 경우, 약물이 입안에서 서서히 녹을 수 있도록 마름모 모양으로 만들어 사용할 수 있다.

⑩ **치약**

프로폴리스 치약은 시중에서 쉽게 구할 수 있다. 그러나 제품에 따라 다양한 성분이 첨가되어 함량을 잘 살펴보아야 한다. 프로폴리스 치약은 프로폴리스의 항생 및 플라그 방지 특성으로 인해 충치 예방과 구강 위생 유지에 있어 다른 치약보다 좋은 점이 있다.
치약을 직접 만들고자 한다면 다음과 같은 방법이 있다.

〈만들기〉
- 시중의 일반 치약을 구입하여 튜브 끝을 열어 치약을 짜낸다.
- 프로폴리스 용액에서 글리콜이나 알코올을 증발시킨 후에 이를 1~5% 넣어 섞는다.

⑪ 반죽

프로폴리스는 항염증 특성뿐만 아니라 마취 특성도 있기 때문에 입안의 통증을 감소케 하는 데 효과적이다. 통증 경감용 반죽은 다음과 같이 만든다. (혹은 깨끗한 원료 프로폴리스를 껌처럼 씹되 통증 부위에 틀을 씌우듯이 물고 있는 방법도 있다.)

〈재료〉
라놀린 : 10
표백하지 않은 밀랍 : 10
바셀린 : 10
아미노벤조산에틸(ethyl aminobenzoate) : 2
정향유 : 3
50% 에탄올 추출 프로폴리스 : 15

〈만들기〉
- 온수조에서 밀랍과 바셀린을 녹인 다음 차가운 상태에서 혼합하여 라놀린을 넣어 휘젓는다.
- 혼합물이 섭씨 약 40도 되었을 때 프로폴리스와 다른 성분을 첨가한다.

〈더 알기〉
정향유란?
: 유게놀(eugenol, $C_{10}H_{12}O_2$)의 원료. 정향나무, 계피, 계수나무 잎 등의 정유 속

에 존재하는 무색 혹은 엷은 황갈색의 투명한 액체로 강한 정향이 있는 미 수용성 액체. 주로 향료와 치과의 방부 소독에 쓰임.

⑫ 선탠로션

기존의 선탠로션에 프로폴리스 추출물을 첨가하면 기존의 자외선 차단 효과에 프로폴리스의 조직 재생 특성을 더할 수 있으며 태양광 화상도 예방할 수 있다. 프로필렌글리콜 추출물의 2~5%를 첨가하며 다음과 같은 재료를 쓴다.

〈재료〉
프로폴리스 : 100g
스테아르산(stearic acid) : 200g
글리세린 : 200g
수소화칼륨(potassium hydride) : 8.4g
증류수

⑬ 모발관리제

프로폴리스가 함유된 모발관리제는 모발 재생 및 머릿결 개선에 효과가 있는 것으로 알려져 있다. 또한 가려움증이나 비듬 제거에도 효과를 나타낸다. 다음과 같이 만들어 샴푸를 사용하는 것처럼 사용하되, 헹구기 전에 5분 정도 그대로 둔다.

〈재료〉
10% 에탄올 추출 프로폴리스 용액 : 1
Lauryslphate : 5
100% 에탄올 : 37
끓인 물 : 57

〈만들기〉
- 100% 에탄올 37에 10% 에탄올 추출 프로폴리스 용액 1의 비율로 혼합한다.
- 끓인 물 57, lauryslphate 5의 비율로 혼합한다.
- 두 용액을 섞는다.

〈더 알기〉
기존 사용하던 샴푸에 다음 용액을 1~2% 첨가하여 사용하여도 된다. 단, 알코올 성분이 있는 샴푸와 혼합을 했을 때는 점도가 상실되기도 한다. 또한 프로폴리스 추출물을 너무 많이 넣으면 피부를 얼룩지게 할 수 있으므로 주의한다.

[부록]

건강기능식품공전

32. 프로폴리스추출물제품

1) 적용범위
이 기준 및 규격은 프로폴리스추출물의 주원료이고 프로폴리스추출물의 섭취가 목적인 건강기능식품에 적용한다.

2) 건강기능식품유형의 정의

(1) 프로폴리스추출물
꿀벌의 나무의 수액, 꽃의 암·수술에서 모은 화분과 꿀벌자신의 분비물을 이용하여 만든 프로폴리스에서 왁스를 제거하여 얻은 추출물, 이의 농축물 또는 건조물을 말한다.

(2) 프로폴리스추출물제품

프로폴리스추출물을 주원료로 하여 제조·가공한 것을 말한다.

3)제조기준
(1)추출용매는 물 또는 주정을 사용하여야 한다.

(2)기능성분 또는 지표성분의 함량

①프로폴리스추출물

최종제품의 총플라보노이드의 함량이 5.0%이어야 한다.(건고물로서)

②프로폴리스추출물제품

최종제품의 총플라보노이드의 함량이 1.0%이어야 한다.

4)규격
(1)성상:고유의 색틱과 향미를 가지며 이미 8231;이취가 없어야 한다.

(2)총플라보노이드(%):표시량이상이어야 한다.

(3)확인시험(p-쿠마르산, 계피산, 플라보노이드):확인되어야 한다.

(4)수분(%):10.0이하이어야 한다.(프로폴리스추출물에 한하며, 액상제품은 제외한다.)

(5)납(mg/kg):5.0이어야 한다.

(6)디에틸렌글리콜:검출되어서는 아니된다.

(7)대장균군:음성이어야 한다.

5)시험방법

(1)총플라보노이드

①시약

퀘세친(Quercetin)(시약특급),에탄올(시약특급)

10%질산알루미늄용액:질산알루미늄(시약특급)17.6g을 정확히 달아 물로 용해하여 100㎖로 한다.

②기구

분광광도계, 원심분리기, 50㎖용 메스플라스크, 50㎖ 원심관, 시험관

③조작

㉮ **시험용액의 조제**

과립상, 정제상의 제품은 우선 시료를 충분히 파쇄하여 사용한다. 또한 젤라틴 등을 피포한 제품은 내용물을 꺼내어 사용한다.

ⓐ프로폴리스추출물

검체 60~100㎎을 정량하고 90% 에탄올 20㎖를 가해 용해, 원심분리 (3000rpm,10min)한다. 상등액을 취하고 잔류물을 80% 에탄올 8㎖로 3회 추출하고 전추출액을 합하여 80%에탄올을 사용하여 전량을 50㎖로 해서 시험용액으로 한다.

ⓑ프로폴리스추출물제품

검체 1~6g(㎖)(프로폴리스추출물로 60~100㎎에 상당하는 양)을 칭량하고 90%에탄올 20㎖를 가하요 상기a의 방법으로 조직한다. 다만, 당을 포함한 경우는 검체(프로폴리스추출물 60~100㎎에 상당하는 양)을 정병하고 물 10㎖로 용해하고 에탄올 10㎖를 가하여, 원심분리(3000rpm, 10min)를 행한다. 상등액을 취하고 잔류물을 80%에탄올 8㎖로 3회 조작하고 전 추출액을 합하여 80% 에탄올을 사용하여 전량을 50㎖로 해서 시

험용액으로 한다.

㈏측정

시험용액 0.5ml를 시험관에 취하고 에탄올 1.5ml, 10% 질산알루미늄용액 0.1ml, 1M초산칼륨용액 0.1ml, 물 2.8ml를 가하여 충분히 교반을 한다. 실온에서 40분간 정치후 액층을 10mm 셀(cell)을 사용하여 물을 대조액으로 하여 415mm에서 흡광도를 측정한다.

시료의 흡광도로부터 별도로 상기 조작 중 질산알루미늄용액 대신 물 0.1ml를 가한것의 흡광도를 뺀 흡광도 차를 이용하여 아래 ④항에서 작성한 검량선에 의거 총플라보노이드 amg/ml를 산출한다. 아래의 ⑤계산식에 의해 프로폴리스추출물 함량을 구한다.

④검량선의 작성

쿼세친을 무수물로 혼합하여 50㎎을 정확히 달아 에탄올을 넣어 용해하고 정확히 50ml가 되게 한다. 이 용액에 에탄올을 가하여 100, 20, 10배로 희석하고 0.01, 0.05, 0.1㎎/ml의 각 표준용액을 조제하고 상기조작에 준하여 흡광도를 구하여 검량선을 작성한다. 각각의 농도마다 공시험을 한다.

⑤계산식

총플라보노이드 함량(W/W %,또는 W/V %)=

$$a\, mg/ml \times \frac{50ml}{검체의\ 채취량(g또는\ ml) \times 1,000(mg)} \times 100$$

(2)확인시험

⟨플라보노이드의 확인⟩

검체 1g(ml)에 80% 에탄올 9ml를 가하여 용해하고 필요하면 여과하여 시험용액으로 한다. 시험용액 2ml에 마그네슘조각(리봉)20㎎ 및 20% 염산 5방울을 가해 방치하고 등색(橙色)또는 적색을 확인한다. 필요하면 소량의 물로 용해한 후 99.9% 에탄올을 가하여 전체 용량을 9ml로 한다.

⟨p-쿠마르산(Coumaric acid),계피산(Cinamic acid)의 확인⟩

프로폴리스추출물 또는 프로폴리스추출물가공식품을 1g(ml)을 정확히 달라 80% 에탄올로 희석하고 용해하여 20ml로 정용한다.그 용액을 0.5㎛의 멤프레인 필터로 여과하여 여과액 5㎕를 액체 크로마토그래피에 걸었을 때, 크로마토그래피 상단에 표준 쿠마르산 또는 계피산과 동일한 유지시간의 피크가 있을 것(필요하면 소량의 물로 용해한 후99.5%의 에탄올을 가하여 전체용량을 20ml 한다.)

※액체 크로마토그래피 조건의 예

칼   럼:ODS 칼럼 150mm× ∮6mm 또는 이와 동등한 것

칼럼용액:60°C

이 동 상:물:메탄올:초산=60:75:5

유   량:1㎖/min

주 입 량:5㎕

검 출 기:자외부 분광광도계(275nm)

p-쿠마르산용액:p-쿠마르산(시약특급)100㎎을 정확히 달아 80% 에탄올로 용해하고 100㎖로 정용한다.

계피산용액:계피산(시약특급)100㎎을 정확히 달아, 80% 에탄올로 용해하고 100㎖로 정용한다.

(3)수분

제5. 일반시험법 1. 일반성분시험법 1)수분에 따라 시험한다.

(4)납

제5. 일반시험법 5. 유해성금속시험법 3)금속별 시험 (2)납에 따라 시험한다.

(5)디에틸렌글리콜

①시약

㉮DEG(diethylene glycol)표준용액:DEG 100㎎을 에탄올에 녹여 100

$m\ell$로 하고 그 $5m\ell$를 취하여 메탄올로 $100m\ell$가 되게 한다.

검량선을 작성할 때는 이 표준용액을 메탄올로 희석하여 사용한다.

②장치

㉮가스크로마토그래프:수소염이온화검출기(FID)를 사용한다.

㉯가스크로마토그래프:질량분석기(CG/MS)를 사용한다. DEG의 m/z 45,m/z 75를 검출할 수 있는 것이어야 한다.

㉰알루미나컬럼:알루미나(중성, 활성도 I)15g을 내경 20mm, 길이 300mm의 글라스칼럼에 건식법으로 충전한다. 또한 알루미나의 활성의 차이를 확인하기 위해서 새로 메탄올에 의한 용출조건을 조사한다.

③시험용액의 조제

분말 또는 페이스트상의 시료는 1g을 취하여 메탄올 $10m\ell$를 가하여 녹이고, 액상시료는 $5m\ell$를 40°C에서 감압농축시켜 수분을 제거한 후 잔사에 메탄올 $10m\ell$를 가하여 녹여 이 액을 알루미나칼럼에 가하여 메탄올 $30m\ell$로 용출한다. 용출액을 40°C에서 약 $1m\ell$로 감압농축시켜 메탄올을 가하여 $5m\ell$로 한 후 시험용액으로 한다.

④가스크로마토그래피에 의한 정량

㉮일반글라스에 의한 측정

ⓐ측정조건

- 칼럼:내경3mm, 길이 1.5m, 글라스제

- 충전제:20% PEG 20M, Chromosorb W(AW), 80~100 메쉬
- 주입부온도:250°C
- 칼럼온도:205°C
- 검출기온도:250°C
- 캐리어가스 및 유량:질소 40㎖/분
- 주입량:4㎕
- 검출기:수소염이온화검출기(FID)

　　ⓑ정량시험

얻어진 DEG의 높이 또는 넓이를 구하여 검량선을 작성한 후 DEG를 정량한다.

　㉯모세관 칼럼(capillary column)에 의한 측정
　　ⓐ측정조건
- 칼럼:50% phenyl methyl silicon으로 충전된 내경0.52mm, 길이 10mm의 컬럼
- 주입구온도:140°C
- 칼럼온도:90°C
- 검출기온도:250°C
- 캐리어가스 및 유량:질소 6㎖/분
- 주입량:2㎖
- 검출기:수소염이온화검출기(량)

　　ⓑ정량시험

얻어진 DEG의 높이 또는 넓이를 구하여 검량선을 작성한 후 DEG를 정량한다.

㉓가스크로마토그래프-질량분석법(GC-MS법)에 의한 확인
　ⓐ측정조건
- 칼럼:fused 실리카(methyl silion)로 크로스링크되어 있는 내경 0.20mm, 길이 12.5m의 모세관 칼럼
- 칼럼온도:280°C
- 주입구온도:280°C
- 캐리어가스:헬륨 0.75kg/cm²
- 스피릿 비:1/3
- 이온화전류:300μA
- 주입량:1μl
　ⓑ정정 및 정량시험
DEG의 m/z 45이온과 m/z 75이온에 의한 크로마토그램과 DEG에 상당하는 피크의 크로마토그램을 비교하여 확인한다. 시험용액을 1/4FH 농축하면 5rpm까지 확인할 수 있다.

(6)대장균군
제5. 일반시험법 7.미생물시험법5)대장균군에 따라 시험한다.

6)기능성내용
(1)항균작용　　(2)항산화작용

[참고문헌]

고 순구. 2004. 동물성 동약의 성분과 이용. 일월서각, 서울, 165-170.

Kustenmacher, cited in Cizmarik, J., Macicka, M. and Matel, I. 1978. Analysis and considerations on theories concerning production of propolis. Apimondia Publishing House.

문관심. 1999. 약초의 성분과 이용. 일월서각, 서울, 131-189.

Greenaway, W., Scaysbrook, T., Whatley, F. R 1990. The composition and plant origins of propolis. A report of work at Oxford, Bee World, 71(3), 107-18.

Aagard, K. L. 1974. The Natural Product Propolis - the Way to Health. Mentor Verlag.

조현영. 2005. 동의보감. 여강출판사, 서울.

이시진. 1992. 본초강목. 일중사, 서울.

석영환. 2003. 생명을 살리는 북한의 민간요법. 평단문화사, 서울, 269-270.

김희성. 2002. 프로폴리스. 양봉협회보, 263 18-19,

안목련. 2003. 국내에서 수집된 propolis의 지역별 특성에 관한연구. 동아대학교 대학원 석사학위논문.

Prokopovich, N. N. 1957. Propolis, a anaesthetic (Russian). Vrach, Delo, 10 (), 1077- 80.Tsakov, Ts. 1973. Anaesthetic properties of propolis (Bulgarian). Farmatsiya, 23(2), 38 - 41.

Havsteen, B. 1983. Propolis : Nature's Energizer. Miracle healer from the beehive. Keat Publishing, Inc.

Esin Basim, Huseyin Basim, Musa Ozcan. 2006. Antibacterial activities of Turkish pollen and propolis extracts against plant bacterial pathogens. Journal of Food Engineering 77( ), 992-996.

K.Salomao, A.P.Dantas, C.M.Borba, L.C.Campos, D.G.Machao, F.R.Aquino Neto, S.L.deCastro. 2004. Chemical composition and microbicidal activity of extracts from Brazilian and Bulgarian propolis. Letters in Applied Microbiology, 38( ), 87-92.

이호재. 2004. 프로폴리스 추출물의 항산화 및 항균활성과 기능성 식품 개발. 경상대학교 대학원, 박사학위논문.

Vechet, L. 1978. Effect of propolis on some species of microorganisms and moulds, Propolis, Apimondia Publishing House.

Cizmarik, J.,Trupl, J. 1975. Effects of propolis on yeasts. Pharmazie, 30(6), 406-407.

Starzyk, J., Scheller, S., Szatlarski, J., Moskwa, N., Stojko, A. 1977. Biological properties and clinical application of propolis. 2. Studies on the anti-protozoan activity of ethanol extract of propolis. Arzneimittel-Forschung, 27(6), 1198-9.

Metzner, J., Schneidewind, E.M. 1978. Effect of pinocembrin on the course of experimental candida infections in mice. Mykosen, 21(8), 257-62.

Pepeljnjak, S. 1982. Inhibition of growth and biosynthesis of achratoxin A in Aspergillus sulphureus NRRL 4077 by propolis extract. Pharmazie, 37(6), 439-40.

Holderna, E., Kedzia, B. 1987. Investigations upon the combined action of propolis and anti-mycotic drugs on Candida albicans. Herba Polinica, 33(2), 145-51.

Milena, L., Leifertova, I, Baloun, I. 1989. Fungistatic effects of propolis. Folia Pharm. Univ. Carol 13(), 29-44.

Claudia Ota, Carmelinda Unterkircher,Vera Fantinato, M.T.Shimizu. 2001. Antifungal activity of propolis on different species. Mycoses, 44(), 375-278.

Sibel Silci, Nedret A. Koc, Demet Ayangil, Soner Cankaya. 2005. Antifungal activities of propolis collected by different races of honeybees against yeast isolated from patients with superficial mycoses. J.Pharmacol Sci 99(), 39-44.

E.N.Quiroga, D.A.Sampietro, J.R.Soberon, M.A.Sgariglia, M.A.Vattuone. 2006. Propolis from the northwest of Argentina as a source of antifungal principles. J of applied microbiology. 101(), 103-110.

Oita, N., Giurgea, R., Coprean, D., Popescu, H., Polinicencu G. 1984. Some data on the anti-inflammatory action of standardized propolis extract. Revue Roumaine de Biologie, Biologie Annals, 29(2), 129-32.

Krol, W., Scheller, S., Czuba, Z., Matsuno, J., Zydowicz, G., Shani, J., Mos, M. 1996. The effect of propolis and its components on eiconsanoid production during the inflammatory response. Prostaglandins Leukot, Essent. Fatty Acids, 55(6), 441-49.

신윤진. 1994. 프로폴리스의 항염증효과에 대한 약리학적 평가. 숙명여자대학교 대학원 석사학위논문.

N.Paulino, A.P.Dantas, V.Bankova, D.T.Longhi, A.Scremin, S.L.de Castro, J.B.Calixto. 2003. Bulgarian propolis induces analgestic and anti-inflammatory effects in mice and inhibits in vitro contraction of airway smooth muscle. J. Pharmacol Sci 93(), 307-313.

O.KMirzoeva, P.C.Calder. 1996. The effect of propolis and its components on eicosanoid production during the inflammatory response. Prostaglandins leukotrienes and essential fatty acids 55(6), 441-449.

강자훈. 1998. 만성 염증과 만성동통에 대한 프로폴리스의 효과. 숙명여자대학교 대학원(석사).

Scheller, S., Gazda, G., Krol, W., Czuba, Z., Zagusz, A., Gabrys , J., Shani, J. 1989. The ability of ethanolic extract of propolis(EEP) to protect mice against gamma irradiation. Zeitshrift fur Naturforschung(c), 44(11-12), 1049-52.

조성기. 2007. 수용성 프로폴리스의 항산화 및 방사선 방호효과. 제1회 세계 프로폴리스 사이언스 포럼, 73-82.

Takeshi Nagai, Mizuho Sakai, Reiji Inoue, Hachiro Inoue, Nobutaka Suzuki. 2001. Antioxidative activities of some commercially honeys,royal jelly, and propolis. Food Chemistry, 75(), 237-240.

손영록. 2002. 동충하초와 프로폴리스 추출물의 항균 활성에 대한 연구. 연세대학교 공학대학원 석사학위논문.

Berngard, K. E. 1976. Preparation of aqueous propolis solutions for treating fish and determination of its concentration in solution. Ryb. Khoz (Moscow), 12(), 66-67.

Dessouk, T.M., El -Dashlouty, A.A., El -Ebzary, M. M., Heika, H. A. 1980. Propolis and some other natural

antioxidants for fats of frozen meat. Agricultural Research Review, 58(3), 311-321.
Panizzi, L., Pinzauti, M. 1989. The use of propolis in atmospheric disinfection. Demetra, 13(), 11-13.
미조구치 가즈에(溝口一枝). 2005. 벌이 가져다 준 신비의 프로폴리스 암을 고친다. 중앙생활사.
Grunberger, D., Banerjee, R., Eisinger, K., Oltz, E. M., Efros, K., Caldwell, M., Esteevez, V., Nakanishi, K. 1988. Preferential cytotoxicity on tumour cells by caffeic acid phenethyl ester isolated from propolis. Experientia(Monthly Journal of Pure and Applied Science) 44(6), 230-32.
Konig, B. 1988. News about propolis: Caffeic acid derivatives responsible for anti-cancer activity and allergy. Heil Kunst, 101(1).
Matsuno, Tetsuya. 1992. Isolation of the tumoricidal substances from Brazilian propolis, Honeybee Science, 13(2), 49-54.
이현수. 1998. Propolis가 결장암(HT-29)및 간암(HepG2)세포주 증식에 미치는 영향. 고려대학교 대학원, 박사학위논문.
Chia-Nan Chen, Chia-Li Wu, Jen-Ken Lin. 2004. Propolin C from propolis induces apoptosis through activating caspases, Bid and cytochrome C release in human melanoma cells. Biochemical pharmacology, 67(), 53-66.
Osvaldo Magro-Filho, Antonio Cesar Perri de Carvalho. 1994. Topical effect of propolis in the repair of sulcoplasties by the modified kazanjian technique. J. Nihon Univ. Sch. Dent, 36(2), 102-111.
Elke Strehl, Regina Volpert, Elich F.Elster. 1994. Biochemical activities of propolis-extracts III. inhibition of dihydrofolate reductase. Z. Naturforsch 49(c), 39-43.
Omarov, S. M., Omarova, Z. M. 1997. The use of propolis when treating lingering forms of intestinal infections in early childhood. XXXVth. International Congress of Apiculture, 426.
Feiks, F. K. 1978. Propolis extracts in the treatment of ulcer affections. Third International Symposium on Apitherapy, Portoroz, Yugoslavia, 319-22(German), 322-23.
Gorbatenko, A. G. 1971. Treatment of ulcer patients with a 30% alcohol solution of propolis. Vrach, - Delo, 3(), 22-24.
Vasilca, A., Milcu, E. 1975. Local treatment of chronic ulcers with extract of propolis. Propolis: Scientific data and suggestions concerning its composition, properties and the possible use in therapeutics. Apimondia Publishing House.
김유희. 1998. 궤양 상처치유에 대한 프로폴리스와 선인장의 효과. 숙명여자대학교 대학원, 석사학위논문.
Nikolov, St., Todorov, V., Gueorguieva E., Drianovski, St., Vasilieve, V. 1975. Experiment and clinical results of treatment of acute and chronic colitis with propolis. XXVth International Congress of Apiculture.
Shimizu, K. ; Das S,K. Baba M. ; Matsuura, Y. ; Kanazawa, K.?2006. Dietary artepillin C suppresses the formation of aberrant crypt foci induced by azoxymethane in mouse colon. Cancer letters. 240, 135-142.
Mihailescu, N.N. 1975. Physiotherapy in bronchial asthma, cited in A remarkable hive product : Propolis : Scientific data and suggestions concerning its composition. propolis : Scientific data and suggestions

concerning its composition, Properties and the possible use in therapeutics. Apimondia Publishing House.

M.T.Khayyal, M.A.El-Ghazaly,A.S.El-khatib, A.M.Hatem, P.I.F.de Vries, S.El-Shafei, M.M.Khattab. 2003. A clinical pharmacoloogical study of the potential beneficial effects of a propolis food product as an adjuvant in asthmatic patients. Blackwell publishing fundamental&clinical pharmacology, 17(), 93-102.

변지환. 2006. Propolis 투여가 Ovalbumin으로 유발된 마우스의 알러지성 천식에 미치는 영향. 원광대학교 대학원 석사학위 논문.

Rux, V.R. 1975. The treatment with propolis of non-specific endobronchitis, cited in A remarkable hive product : Propolis : Scientific data and suggestions concerning its composition, properties and the possible use in therapeutics. Apimondia Publishing House.

Scheller, S., Aleksandrowi cz, J., Nikodemowicz, E., Czuba, Z.P., Krol, W., Zydowicz, G., alinowska, B., Keilochszloda, M. 1989. Trials of immunoregulation in patients with chronic bronchitis. Immunologica Polska, 14(3/4), 304-305.

Chuhrienko, N. D. 1989. Complex treatment of chronic bronchitis. XXXIInd International Congress of Apiculture, 281.

Iojris, N. P. 1954. Healing Properties of Honey and Bee Pollen. USSR Federal Publishing House for Medicine.

Shevchenko, L. F. et al. 1971. Propolis : A natural antibiotic. Australian J. Medical Herbalism, 6(3).

Esanu, V., Prahoveanu, E., Crisan, I., Cioca, A. 1981. The effects of an aqueous propolis extract, of rutin and of a rutinquercetin mixture on experimental influenza virus infection in mice. Revue Roumaine de Medecine, Virologie, 32(3), 213-215.

Neychev, H., dimoy, V., Vuleva, V., Shriova, K., Slavcheva, E., Gegova, G., Manolova, N., Vankova, V. 1988. Immunomodulatory action of propolis. II Effect of water-soluble fraction on influenza infection in mice. Acta-Microbiol-Bulg., 23(), 58-62.

Osmanagic, Izet. 1976. Report of the preventive properties of propolis against influenza. Sarajevo.

Szmeja, Z. et al. 1989. Otorlaryngol Pol., 43(), 180.

Olczyk, D., Sojko, R., Stojko, A. 1999. Influence of Sepol the standardized honey-propolis-pollen extract on cholesterol levels in research conditions. XXXVIth International congress of Apiculture, 251.

Kubota, Yoko ; Umegaki, Keizo ; Kobayashi, Kyoko ; Tanaka, Naoko ; Kagota, Satomi ; Nakamura, Kazuki. 2004. ANTI-HYPERTENSIVE EFFECTS OF BRAZILIAN PROPOLIS IN SPONTANEOUSLY HYPERTENSIVE RATS. Clinical and experimental pharmacology & physiology. 31(sup2), 29-31.

대한당뇨병학회. 1996. 당뇨병학. 고려의학.

주간조선. 2005. 대한당뇨병학회 공동기획 특대호(당뇨병, 게으른 당신을 노린다). 1852호.

서형덕, 한충택, 이용순, 박대훈, 권명상. 2009. Streptozotocin 당뇨 유발 흰쥐에서의 수용성 프로폴리스의 항당뇨 효과. Korean J Apiculture, 24(4), 251-259.

내 몸 건강을 위한 현명한 선택!

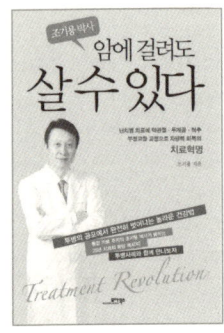

암에 걸려도 살 수 있다

200만 암환자에게 전하는 희망의 메시지

'난치성 질환에 치료혁명의 기적' 통합치료의 선두주자인 조기용 박사는 지금껏 2만 여명의 암 환자들을 치료해왔고, 이를 통해 많은 환자들이 암의 완치라는 기적 아닌 기적을 경험한 바 있으며, 통합요법을 통해 몸 구조와 생활습관을 동시에 바로잡는 장기적인 자연면역재생요법으로 의학계에 새바람을 몰고 있다.

조기용 지음 / 255쪽 / 값 15,000원

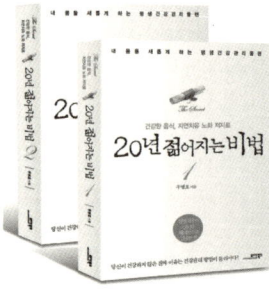

20년 젊어지는 비법 1,2

한국인들의 사망률 1, 2위를 차지하는 암과 심장질환은 물론 비만, 제2형 당뇨, 대사증후군, 과민성대장증상 등 각종 질병에 대한 지식정보를 제공, 스스로가 자신의 질병을 치유하고 노화를 저지하여 무병장수하도록 평생건강관리법의 활용방법을 제시하고 있다.

우병호 지음 / 1권 : 380쪽, 2권 : 392쪽 / 값 각권 15,000원

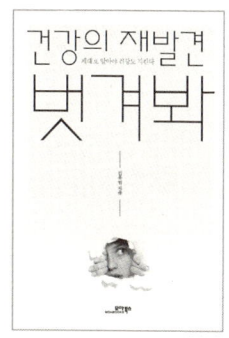

건강의 재발견 벗겨봐

섣부른 의학 지식과 상식의 허점을 밝히며, 증명된 치료법도 수위와 내용이 조금씩 다르고 서로 다른 환경에서 받아들여야 하므로, 이를 맹신하는 것은 위험하다고 지적한다.

김용범 지음 / 272쪽 / 값 13,500원

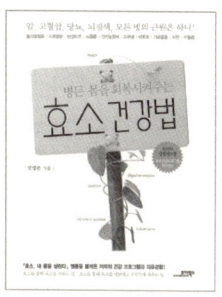

효소건강법

당신의 병이 낫지 않는 진짜 이유는 무엇일까? 병원, 의사에게 벗어나 내 몸을 살리는 효소 건강법에 주목하라!! 효소는 우리 몸의 건강을 위해 반드시 필요한 생명 물질이다. 이 책은 효소를 낭비하는 현대인의 생활습관과 식습관을 짚어보고 이를 교정함으로써 하늘이 내린 수명, 즉 천수를 건강하게 누리는 새로운 방법을 제시하고 있다.

임성은 지음 / 264 쪽 / 값 12,000원

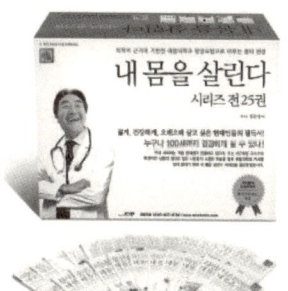

건강적신호를 청신호로 바꾸는 건강가이드
내 몸을 살린다 세트로 건강한 몸을 만드세요

① **누구나 쉽게 접할 수 있게 내용을 담았습니다.**
일상 속의 작은 습관들과 평상시의 노력만으로도 건강한 상태를 유지할 수 있도록 새로운 건강 지표를 제시합니다.
② **한권씩 읽을 때마다 건강 주치의가 됩니다.**
오랜 시간 검증된 다양한 치료법, 과학적·의학적 수치를 통해 현대인이라면 누구나 쉽게 적용할 수 있도록 구성되어 건강관리에 도움을 줍니다.
③ **요즘 외국의 건강도서들이 주류를 이루고 있습니다.**
가정의학부터 영양학, 대체의학까지 다양한 분야의 국내 전문가들이 집필하여, 우리의 인체 환경에 맞는 건강법을 제시합니다.

정윤상 외 지음 / 전 25 권 세트 / 값 75,000원

프로폴리스 면역혁명

초판 1쇄 인쇄 2015년 09월 10일　　**2쇄** 발행 2019년 07월 15일
　　1쇄 발행 2015년 09월 15일

지은이	김희성 · 정년기
발행인	이용길
발행처	모아북스 MOABOOKS
관리	양성인
디자인	이룸
출판등록번호	제 10-1857호
등록일자	1999. 11. 15
등록된 곳	경기도 고양시 일산동구 호수로(백석동) 358-25 동문타워 2차 519호
대표 전화	0505-627-9784
팩스	031-902-5236
홈페이지	www.moabooks.com
이메일	moabooks@hanmail.net
ISBN	979-11-5849-011-9　　13510

· 좋은 책은 좋은 독자가 만듭니다.
· 본 도서의 구성, 표현안을 오디오 및 영상물로 제작, 배포할 수 없습니다.
· 독자 여러분의 의견에 항상 귀를 기울이고 있습니다.
· 저자와의 협의 하에 인지를 붙이지 않습니다.
· 잘못 만들어진 책은 구입하신 서점이나 본사로 연락하시면 교환해 드립니다.

모아북스 는 독자 여러분의 다양한 원고를 기다리고 있습니다.
(보내실 곳 : moabooks@hanmail.net)